Eckart Warnecke

Reiki

Der zweite Grad

VERLAG PETER ERD MÜNCHEN

7. Auflage 1999
Umschlagillustration: Gerhard Prokop
Lektorat, Gesamtgestaltung: Ulrich Ehrlenspiel

Satz: CN-Satzstudio, Aichach
ISBN 3-8138-0410-0

Inhalt

Vorwort 7

Kapitel 1
Der II. Grad: »Was erwartet Dich?« 9
Die Zeit ist reif 9
Reiki als Stufenweg zur Entwicklung der Persönlichkeit 12
Der Ablauf eines II. Grad - Seminares 17
Wie wichtig ist der Glaube bei Reiki? 20

Kapitel 2
Dr. Mikao Usui - Klarstellungen zur Reiki-Legende 23

Kapitel 3
Die »Handwerkzeuge« des II. Grades 27
Einführung in die Grundlagen und Techniken 27
Fernreiki: Raum und Zeit überwinden 35
Fern-Reiki unter Nutzung des mentalen Potentials 38
Fern-Reiki unter Nutzung von Hilfsmitteln 39
Das Mentalheilungs- oder Emotional-Symbol 44
Energieaktivierung durch das Kraft-Symbol 47
Sinn und Bedeutung von Einstimmungen 50
Das »Meditative Wahrnehmen« im Kontext einer Reiki-Anwendung 52

Kapitel 4
Reiki in Beziehungen 59
Gefahren für die Partnerschaft 60
Der 1. Schritt 61
Reiki bei gegenseitigen Vorhaltungen 62
Reiki bei sexuellen Schwierigkeiten 65
Reiki zur Förderung männlicher und weiblicher Energien 71

Kapitel 5
Krebs - Aufforderung zur Veränderung 62
Reiki-Krebsbehandlung 77
Übung: Aktivierung des Immunsystems 79
Ursachen für Krebserkrankungen 84
Auflösung und Heilung zurückliegender Konfliktursachen 86

Kapitel 6
Reinigung von Wohnräumen und Plätzen 89
Das Auffinden von Störungsursachen 90
Reiki zur Harmonisierung von Wohnräumen 92
Förderung einer neuen Wohnkultur 96

Kapitel 7
Reiki und Psyche 101

Kapitel 8
Umweltarbeit und Weltgeschehen 107
Wieviel Zeit haben wir noch? 107
Reiki für die Welt von Morgen 108
Erdheilungszeremonien mit dem Bergkristall 114

Kapitel 9
Das Auflösen bestehender Blockaden 119

Kapitel 10
Verschiedene Techniken der Reiki-Mental-Behandlung 129
Deprogrammier-Technik 129
Darmsanierung 133
Reiki-Dusche 138
Stärkung der eigenen Ressourcen 141
Karma-Bereinigung 144

Kapitel 11
Ein Wort an die Reiki-Meister/-Lehrer 151
Lehren und Lernen 151
Das Geheimnis um Licht und Dunkel 153
Reiki - eine Sekte? 157
Umgang mit dem Thema »Tod« 160

Anhang 165
In eigener Sache 165
Stichwortverzeichnis 166
Literaturverzeichnis 170

Vorwort

Niemand von uns ist allein deshalb geboren, um so zu sein, wie die anderen uns haben wollen.

Nachdem ich mein erstes Buch »Reiki in der Schwangerschaft« fertiggestellt hatte, dachte ich sogleich darüber nach, ein zweites Buch anzuschließen. Die freundliche und insgesamt positive Kritik, die teils schriftlich, teils fernmündlich bei mir einging, steigerte noch meine Motivation. Andererseits standen die Ansprüche meiner Familie dagegen. Denn ich wollte mich als Vater von vier Kindern nicht zu sehr in die Arbeit stürzen. Also verwarf ich die Idee wieder. Allerdings nicht für endgültig. Irgend etwas bohrte in mir und eine innere Stimme sagte, ich solle mich doch ans Werk machen.

Seit meiner eigenen Einweihung hatte ich ein Arbeitsbuch für den II. Grad vermißt. Deshalb machte ich mich in den folgenden Jahren selbst auf die Suche, um das in Reiki enthaltene Wissen zu studieren, sowie die Möglichkeiten seiner Anwendung durch innere Betrachtung auszuloten. Ich begann, die vielen Defizite und Unklarheiten, die sowohl von Reiki-Lehrern wie von Schülern immer wieder bemängelt wurden, aufzuarbeiten. Des weiteren sammelte ich Ideen, Techniken und Erfahrungen bei anderen Reiki-Lehrern und setzte Mosaiksteinchen für Mosaiksteinchen allmählich zu einem Ganzen zusammen. Natürlich kamen mir dabei meine langjährigen Erfahrungen als Psychotherapeut sowie die Arbeit als Diplom-Mentaltrainer zugute.

Inzwischen ist mir klargeworden, warum es uns bis heute nur in Ansätzen gelingt, die Reiki-Kraft in ihrer gesamten Breite zu integrieren sowie die Möglichkeiten des II. Grades voll auszuschöpfen. So liegt dies zum einen daran, daß Reiki bis vor kurzem ausschließlich mündlich überliefert wurde. Demzufolge fehlen uns jegliche ältere Aufzeichnungen. Zum anderen wurde Reiki traditionell sehr individuell, das heißt auf die jeweilige Person des Schülers und Reiki-Lehrers bezogen, weitergegeben. Jedem Lehrer-Anwärter wurden folglich unterschiedliche Schwerpunkte von deren Reiki-Meistern vermittelt. Insofern ging über die Generationen hinweg immer mehr traditionelles Wissen über Reiki verloren oder wurde Stück für Stück verfälscht. Erst heute wird dieser Umstand durch den vermehrten weltweiten Informationsaustausch nach und nach deutlich.

Der Prozeß der Zergliederung hat sich heute so weit verselbständigt, daß sich unterschiedliche Organisationen oder »Schulen« gebildet haben. Diese sind bestrebt, sich voneinander abzugrenzen und halten sich dabei oft gegenseitig vor, ihr Reiki sei besser oder richtiger als das der anderen. Und das trotz des Umstandes, daß sich alle existierenden Richtungen auf Dr. Mikao Usui beziehen. Lassen wir einmal dahingestellt, wer Recht hat, so müßte uns allen doch eigentlich klar sein, daß eine derartige Haltung nicht unbedingt der Ausbreitung der heilsamen Kraft des Reiki förderlich ist. Ganz im Gegenteil: Reiki gelangt durch ein derartiges Verständnis in den Ruf von Beliebigkeit und aufgrund engstirnigen Begrenztseins auch hier und da bereits in Verruf. Mal läßt sich dieser Umstand zurückführen auf die hohen Preise, die stellenweise verlangt werden, mal auf Reiki-Lehrer, die im Schnellverfahren ausgebildet wurden und mit Menschen noch gar nicht umgehen können. Und mal auf das Prinzip, sich mit Geld neue Grade, das heißt ein höheres Maß an Persönlichkeit und Bewußtsein an nur einem Wochenende »erkaufen« zu können, anstatt seine Entwicklung durch intensive Arbeit an sich selbst voranzutreiben.

Das hier vorliegende Buch faßt in meinen Augen das wesentliche Rüstzeug des II. Grades ausführlich zusammen und stellt einfache, wie auch komplexe Techniken und Anwendungsbereiche vor. Ich hoffe, es wird dir, egal ob Reiki-Schüler, Suchender, Lehrer oder Therapeut, helfen, deine Reiki-Arbeit gezielter und effektiver durchzuführen und damit deine eigene, wie die Entwicklung von Mensch und Natur zu intensivieren. Letztlich hat es jeder einzelne von uns selber in der Hand, durch sein Handeln den heilsamen Einfluß der Reiki-Kraft auf unserem Planeten zu vermehren, und damit einen Beitrag zu leisten beim Übergang in das nun beginnende Wassermannzeitalter.

Ich wünsche Die dabei Licht und Liebe, aber auch festen Boden unter deinen Füßen sowie ein offenes Herz und einen klaren Kopf auf deinem Weg.

1. Kapitel

Der II. Grad: »Was erwartet dich?«

Die Zeit ist reif ...

Der Besuch eines Reiki-I-Seminars löst bei der überwiegenden Zahl der Teilnehmer unübersehbare Veränderungen in bezug auf deren Weltanschauungen, Geschmacksempfinden, Umgang mit anderen wie auch mit der eigenen Person, in bezug auf farbliche Vorlieben oder auch alte Verhaltensmuster aus. Manche entwickeln im Anschluß an die Reiki-Einweihungen erstmals in ihrem Leben ein Gefühl zu sich selbst, indem sie spüren, sich mit Hilfe von Reiki selbst Liebe schenken zu können, andere hingegen entdecken ihr Ego und finden Gefallen an der Behandlung zum Teil wildfremder Menschen. Ein weiterer Teil ist einfach dankbar für die wundersame Kraft in den Händen, mit der er von nun an lebenslang verbunden ist, oder er ist auch nur froh, den Schritt hin zu einem Seminar gewagt zu haben, von dem soviel Nähe und Wärme ausging.

Ganz selten nur kommt es vor, daß einzelne Teilnehmer ihr Leben völlig unbeeinflußt weiter wie bisher gestalten. Und selbst diejenigen, die von sich annehmen, der I. Grad sei an ihnen völlig spurlos vorübergegangen, merken oft erst nach einem halben Jahr, wieviel sich um sie herum ganz unbemerkt verändert, harmonisiert oder zum Positiven gewendet hat. Aus allen diesen Gründen heraus betrachtet, ist es sinnvoll, nach dem ersten Grad erst einmal eine gewisse Zeit verstreichen zu lassen, ehe du dich dem Wunsch zuwendest, nun auch den zweiten machen zu wollen. Auch aus einem zweiten Grund heraus wäre es schade, würdest du beide Grade unmittelbar nacheinander absolvieren, denn du brächtest dich dadurch mit Sicherheit um die Erfahrung zweier wesentlich voneinander abweichender innerer Erkenntnisprozesse. Und damit würdest du dir eine ganz wichtige Möglichkeit nehmen, einiges mehr über dich selbst zu erfahren.

Und doch gibt es etliche Reiki-Lehrer, die ihre Schüler an nur einem Wochenende in beide Grade einweihen. Persönlich halte ich nichts davon. Ich meine, es dauert eine Weile, bis die Zeit reif ist, um den zweiten Schritt zu beginnen. Und da schadet es nichts, wenn der eine oder andere ein bißchen mehr Geduld aufbringen muß, als ihm das zur Zeit angebracht erscheint. Mit Sicherheit wird er hinterher genauso darüber denken, selbst wenn ihm anfangs alles viel zu lange erschien.

Wer von uns kennt sie nicht, die Skepsis, die Tendenz, alles kritisch zu hinterfragen und nichts vorbehaltlos anzunehmen? Mir als einem Menschen, der durch etliche Jahre einer wissenschaftlichen Ausbildung geprägt, mit Reiki in Kontakt kam, erschienen die Erfahrungen, die ich mit dem I. Grad machen konnte, noch einigermaßen erklärbar. Spürte ich doch irgendwann bei jeder Position allein schon durch den Körperkontakt ein gewisses Maß an Wärme, aber hätte ich nicht vielleicht allein schon durch die Berührung, die Zuwendung und die Zeit vertrauter Ruhe auch ohne jemals in die Reiki-Kraft eingeweiht worden zu sein, die Erfolge meiner ersten »Behandlungen« erreicht, die ich anderen zukommen ließ? War für diese »sogenannten Effekte« wirklich so etwas verantwortlich wie die geheimnisvolle Reiki-Energie, in die ich mich hatte einweihen lassen, ohne mich großartig vorher darüber informiert zu haben?

Nun, diese Fragen ließen sich allesamt hinterher nicht mehr klären, denn nun war ich eingeweiht und damit Zeit meines Lebens mit der universellen Lebensenergie verbunden. Aber was würde es wohl erst mit mir machen, sollten die Möglichkeiten, die der II. Grad verspricht, ebenfalls bei mir funktionieren? Müßte ich dann nicht alle Meinungen und vorgefaßten Glaubenssätze über Bord werfen, die sich in mir über die Jahre angesammelt hatten? Und wer hätte dann wirklich recht? Die Wissenschaftler, die nur das zulassen möchten, was sie auch messen oder beweisen können oder auch diejenigen, die immer wieder behaupten, es gäbe noch einen Bereich, der jenseits jeder Rationalität liegt?

Worauf du dich in bezug auf den II. Grad einstellen solltest, ist ein völlig neues Bild dessen, was du bisher über die Reiki-Energiearbeit wußtest. Es wird für dich darauf ankommen, Dinge mit deinem eigenen Bewußtsein einschließlich deiner Hände zu bewirken, die eigentlich bisher immer als unmöglich galten. Allein schon der Umstand, sich auf diese neue Dimension innerlich gut vorzubereiten, macht es angebracht, den Schritt nicht voreilig zu vollziehen. Auch wird hinzukommen, daß du mit dem Handwerkszeug des II. Grades über ein deutlich höheres Maß an moralischer Verantwortung verfügen solltest, welches zuviel Heilungs- oder Sendungsbewußtsein unangebracht erscheinen läßt. So gesehen kommt es darauf an, dich erst einmal gut dazu zu befragen, warum du nun den II. Grad machen möchtest.

Bist du in der Lage, ganz einfach und neutral für dich darauf zu antworten, du möchtest ihn jetzt machen, um noch effektiver mit Reiki zu arbeiten, dann ist das in Ordnung. Wird dir jedoch bewußt, daß du einfach aus Sensationslust oder deshalb, um anderen ein Stück voraus zu sein, dich für das neue Seminar anzumelden gedenkst, dann erteile dir selbst ein »Stop«, denn sonst würdest du dir womöglich etwas aneignen, mit dem du noch nicht verantwortlich genug umgehen kannst. Zwinge dich lieber, noch etwas zu warten und deine Beweggründe noch mal zu überprüfen, anstatt den Wünschen deines stark drängenden Egos nachzugeben.

Darüber, wieviel Zeit zwischen dem I. und II. Grad verstreichen sollte, existieren höchst unterschiedliche Meinungen. Der Großteil der Reiki-Lehrer empfiehlt, etwa ein gutes halbes Jahr zu warten. Manche halten diesen Zeitraum für zu lang und schlagen deutlich weniger vor (z. B. nur drei Wochen), anderen hingegen ist selbst das halbe Jahr noch zu kurz, so daß sie mindestens ein Dreivierteljahr bei zusätzlichem Besuch ihrer Reiki-Abende als Pause zwischendurch verlangen..

Meine Meinung dazu sieht so aus, daß die Entscheidung in erster Linie von innen kommen sollte. Ich appelliere in der überwiegenden Zahl der Fälle an die innere Führung in jedem Reiki-Schüler und bevorzuge eine Haltung, die dem anderen ein sehr hohes Maß an Eigenverantwortlichkeit zubilligt. Ganz selten einmal gebe ich einen Ratschlag. Wann die Zeit reif ist, das spürt jeder in sich selbst noch am ehesten.

Reiki als Stufenweg zur Entwicklung der Persönlichkeit

So wie ich das Usui-System der Reiki-Heilung verstehe und lehre, ist es weniger eine Naturheilmethode, die ständig spektakuläre Heilungen produziert (obwohl auch das immer wieder in der Praxis vorkommt), sondern eher ein Weg, der in Richtung Ganzheit, Vervollkommnung und Harmonie deutet. Es ist ein geistig-spiritueller Weg, der uns in unserer westlichen und vom Verstand dominierten Welt zum wahren Selbst führen kann und uns den Sinn des Lebens finden hilft. In der Verbindung dieser östlichen Lehre mit den modernen Bewußtseinstechniken des »Mentalen Trainings« liegt dabei unsere große Chance, wieder mehr und mehr zu Partnern von Natur und Schöpfung zu werden.

Ohne dies immer unbedingt zu wollen, geraten wir im Verlauf eines Lebens viele Male in Situationen, die uns eine neue Richtung andeuten wollen. Hierbei denke ich nicht unbedingt an die weltweite Umweltkrise, auf die wir immer mehr zusteuern, sondern vielmehr an Momente, in denen uns blitzschnell eine Entscheidung abverlangt wird; aber auch an Zeiten des Wohnorts- oder Arbeitsplatzwechsels, an Krankheiten, den Beginn einer Beziehung oder an einen Todesfall. Vor uns tun sich symbolisch gesehen immer wieder Lebensweichen auf, die uns zwingen, uns für die eine oder andere Richtung zu entscheiden. Und je nachdem, wie wir uns an solchen Weichen verhalten, steuern wir auf unserem Lebensweg mehr in stürmisches oder mehr in harmonisches Gewässer.

Ganz ähnlich verhält es sich auch mit dem Reiki-Weg. Dieser ist so aufgebaut, daß er eine Reihe von einzelnen Schritten enthält, die je nach eigenem Tempo schneller oder langsamer durchlaufen werden können. Sicher ist dabei nur eines - der Reiki-Schüler verbindet sich Schritt für Schritt mehr mit der Reiki-Kraft und erlaubt ihr dadurch, langsam zu einem festen Bestandteil seines Lebens zu werden.

Wenn sich heute jemand dazu entschließt, Reiki kennenlernen zu wollen, dann steht oft am Anfang dieses neuen Weges eine gewisse Unzufriedenheit über den Verlauf des bisherigen Lebens; so zum Beispiel das Gefühl, es müsse noch mehr geben, als das, was wir bisher in unserem Leben erlebt haben. Bildlich gesprochen stehen wir dabei vor einer Weiche, die uns die Möglichkeit bietet, unser Leben so wie bisher weiterzuführen oder aber abzubiegen auf ein neues Gleis, von dem wir noch nicht so recht wissen, wohin dieses überhaupt führen wird.

Die Schritte auf dem Stufenweg der Reiki-Energie werden vollzogen durch Prozesse, die allgemein als »Einweihungen« oder »Einstimmungen« bezeichnet werden. Hierunter sind energetische Kraftübertragungen zu verstehen, die sich in Sekundenbruchteilen vollziehen und über das Bewußtsein laufen. Energiequanten werden vom konkreten Gedanken des Reiki-Lehrers abgeschickt und fließen durch dessen Körper und Arme in den Schüler hinein. Kraft seiner eigenen persönlichen Einweihungen ist der Reiki-Lehrer demzufolge in der Lage, andere Menschen für den neuen Weg zu öffnen.

Die Energieschübe wirken sich auf die physischen Bereiche des Körpers wie auch auf die feinstofflichen Bereiche aus. So werden u.a. Herz, Thymusdrüse, Schilddrüse, Hypophyse und Zirbeldrüse gereinigt. Alsbald werden auch das Herz-, Hals- und Stirn- sowie das Scheitelchakra als Bindeglied zum spirituellen Sein geöffnet und auf die neue Schwingungsfrequenz eingestellt.

Um den Begriff der »Einweihungen« noch ein wenig zu verdeutlichen, möchte ich diesen mit der persönlichen Entwicklung vergleichen, die sich zum Beispiel durch eine langjährige Meditationspraxis erzielen läßt. Einweihungen sind die Grundlage dafür, daß sich positive Veränderungen einstellen. Immer wieder kommt es darüber hinaus im Kontext von Einweihungen zu Spontanheilungen oder zumindest Stimmungsverbesserungen. Und dadurch, daß die Reiki-Kraft fortwährend einen starken Schutz vor negativer Energie, vor Magie und Spannung darstellt, macht sie den einzelnen freier und weniger leicht durch negative Schwingungen, durch Ärger, Neid oder Aggressionen angreifbar.

Wenn du dieses Buch liest, dann wirst du vermutlich bereits in den **I. Grad** eingeweiht worden sein. Das heißt, du wurdest durch die vier energetischen Einstimmungen geöffnet, so daß jetzt die kosmische Energie in dir wirken kann, du wurdest eingeführt in die Arbeit mit den Chakren, die Behandlungspositionen und einige theoretische Hintergründe. Wenn du dich nun dem **II. Grad** zuwendest, wird dieser deine Möglichkeiten beträchtlich erweitern.

Er versetzt dich in die Lage, Reiki jenseits von Raum und Zeit zu verschicken. Es bedarf also nicht mehr des Handauflegens, um Energie fließen zu lassen. Des weiteren beinhaltet der II. Grad eine Mentaltechnik, mit deren Hilfe du auf psychischer Ebene Ängste, Süchte und andere Disharmonien behandeln kannst sowie als drittem Werkzeug zusätzlich ein Kraftsymbol, mit dem sich die Energie gezielt aktivieren läßt.

Jeder Grad stellt eine neue Stufe auf dem Weg der Persönlichkeitsentwicklung eines Menschen dar. Während der erste die körperliche und der zweite die psychisch-emotionale Ebene berührt, aktiviert der dritte Grad die spirituelle Reifung einer Person. Wenn du dich dazu entschließt, den **III. Grad** (auch bekannt unter 3a) zu machen, solltest du bereits längere Zeit mit den anderen beiden Graden gearbeitet haben und die körperlichen und psychischen Veränderungen, die oft damit einhergehen, abgewartet haben. Erst wenn es sich für dich gut anfühlt, solltest du dich in die »Meisterenergie« einweihen lassen. Denn für die Prozesse, die danach in dir ins »Rollen« kommen, gibt es kein Zurück mehr.

Spätestens mit der Meister-Grad-Einweihung wirst du erkennen, daß Reiki mehr ist, als ein einfaches Heilungssystem. Reiki wird zum Weg und zur Transformation hin zum Licht. Der Einsatzbereich selbst ist allerdings beim III.Grad längst nicht so spektakulär wie beim zweiten, doch erhöht sich das Energiepotential durch die Einweihung um ein Vielfaches. Außerdem verstärkt sich der Schutz vor negativer Energie und es öffnet sich das »innere Auge« für die spirituellen Aspekte des Lebens.

Mit dem Erhalt des III. Grades wird der Zyklus der Einweihungen abgeschlossen. Der Reiki-Schüler verfügt nun über alle Möglichkeiten, die Reiki-Energie zu nutzen und positiv für sich und andere anzuwenden. Als ganzheitliches System natürlicher Heilung bietet dir Reiki die Chance der gezielten Behandlung wie auch der Aktivierung deiner persönlichen Entwicklung.

Als **IV. Grad** (oder 3b Grad) würde sich nun die Ausbildung zum Reiki-Lehrer anschließen. Diese variiert sehr stark, was Ausbildungsinhalte und Dauer anbetrifft. Manche private Ausbildungszentren verlangen 600 und mehr Stunden theoretischer Fortbildung bei Ausbildungszeiten von einem bis anderthalb Jahren. Das krasse Gegenbeispiel stellen vereinzelt Reiki-Lehrer dar, die interessierte Schüler bereits innerhalb eines Tages in die Grundlagen des Lehrer-Wissens einweisen und damit davon ausgehen, daß jetzt ein neuer Reiki-Lehrer mit seiner Arbeit beginnen kann. Ich selbst versuche, einen Mittelweg zu gehen, der einen sehr hohen praktischen Anteil verbunden mit theoretischer Fundierung enthält und sich zumeist über den Zeitraum etwa eines halben Jahres erstreckt.

Vor knapp zwei Jahren ließ ich mich in die Grade V und VI einweihen. Dieser Schritt ist nur noch Reiki-Lehrern zugänglich. Ich wollte selber herausfinden, was es mit diesen sogenannten »Großmeistergraden«, deren Existenz von einigen Reiki-Organisationen heftig bestritten wird, wohl auf sich hat. So wie ich diese beiden Grade erlebt habe, führen sie die Pendelbewegung der Gradeinteilung kontinuierlich fort. Nachdem der Lehrergrad durch Aktivität, Extrovertiertheit und Außendarstellung gekennzeichnet ist, schwingt das Pendel nun mit der Einweihung in den »ersten Großmeistergrad« wieder in die entgegengesetzte Richtung. Denn dieser **V. Grad** stärkt die innere Ruhe und unterstützt den Reiki-Meister/-Lehrer darin, weitgehend Gelassenheit nach außen zu strahlen. Der Name dieses Grades ist »Große Harmonie« und hilft dabei, selbst in unruhigen und wirren Situationen die Ruhe in sich zu bewahren.

Der letzte, mir bekannte Grad ist der **VI. Grad**. Hierbei wird der »zweite Geheimgrad« eingeweiht, der für »Das große Teilen« steht. Ich will hier nicht weiter auf Einzelheiten eingehen, bis auf den Umstand, daß sich mit Hilfe dieses Grades so etwas wie »Reiki pur« geben läßt; d.h. man kann alle Techniken des zweiten Grades anwenden, jedoch ohne die sonst dafür notwendigen Zeichen und Mantras zu verwenden. Allein schon dieser Hinweis macht deutlich, daß die Zielrichtung des VI. Grades wieder mehr ins Außen und Agieren zeigt. Mit diesem Grad treten die größten Veränderungen ein, und du lernst, die Reiki-Energie schnell und gezielt zu übertragen. Durch die Einweihung in diesen Grad finden noch einmal eine Reihe von Reinigungen statt sowie eine erneute Anhebung der Schwingungsfrequenz des Körpers. Letztlich ist Reiki kein Zustand, sondern ein Weg; er führt heran an die eigenen Begrenzungen und Blockaden mit dem Ziel, diese nach und nach im beständigen Annähern und Entfernen aufzulösen.

Der Aufbau der Grade, der übrigens nicht von Meister Usui, sondern erst von seinem Nachfolger als Großmeister, Dr. Chujiro Hayashi, eingeführt worden ist, um Reiki besser weitervermitteln zu können, beschreibt eine wunderschöne Wellenbewegung. Diese verläuft wie die Linie zwischen Ebbe und Flut an einem Strand oder wie das Wechselspiel zwischen Licht und Schatten an einer Wand. Die unterschiedlichen Grade sind wie Pendelausschläge. Sie sind so aufgebaut, daß jeder neue Grad die Tendenz in sich birgt, die Entwicklungsrichtung wieder auf sich selbst, auf das Eigentliche zurückzuführen.

Konkret bedeutet dies: Reicht es beim I. Grad aus, seine Hände mit der Intention, helfen zu wollen, lediglich »irgendwo« hinzulegen, in der Hoffnung, von nun ab würde Energie fließen, so wird das Ego das Reiki-Schülers beim II. Grad sehr stark angeregt. Nun liegt es an ihm, was er daraus macht. Er kann herumexperimentieren, therapieren und die Reiki-Kraft genau dorthin schicken, wo er sie hinhaben will. Beim III. Grad ist wieder der Aspekt der Demut gefragt. Der Reiki-Schüler, der zuvor noch diese ungeheure Ausdehnung seines »Machthungers« erleben konnte, wird wieder auf sich selbst zurückgeworfen. Er erhält sein Meister-Symbol nicht, um damit zu arbeiten, sondern um damit auf dem Weg der Meisterschaft des Lebens voranzugehen.

Beim IV. Grad schlägt das Pendel wieder um. Nun wird der Schüler zum Lehrer. Er kommt in die Lage, selbst aktiv zu werden. Nach außen zu gehen, um seine Möglichkeiten anderen Menschen anzubieten. Hier ist nun weniger das Passive, sondern mehr das Aktive gefragt. Und es hängt von der persönlichen Entwicklung des Lehrers ab, ob und inwieweit er seine Schüler auf deren innerem Weg vorwärts bringen kann.

Das ganze Gegenteil verlangt der V. Grad. Er verlangt Stille und Genügsamkeit. Er verlangt etwas, das man nicht »kaufen« kann. Die große Harmonie entsteht nicht im Außen, sondern sie wächst nach und nach im »Innen« und wirkt später mehr und mehr ins Außen hinein. Jedoch nur dann, wenn man ihr auch genügend Raum gibt.

Mit dem VI. Grad schlägt das Pendel noch einmal um. Auf dieser Ebene bekommt der Reiki-Lehrer, der mit dem Thema »Macht« umzugehen gelernt haben sollte, die letzten »Handwerkszeuge« des Reiki-Weges. Mit diesen kann er die Reiki-Kraft problemlos und ungeheuer einfach anwenden und sie an andere weitergeben. Auch kann er sich durch das hohe Maß an Effizienz in seiner Arbeit mit Reiki nun Menschen und Aufgabenbereichen zuwenden, die ihn früher an seine Leistungsgrenzen herangeführt hätten. Kurz und gut: Er ist ein Mensch, der die Aufgaben der jeweils darunterliegenden Grade erfolgreich »gemeistert« hat.

»Im Stein schläft das Bewußtsein,
in der Pflanze träumt es,
im Tier beginnt es aufzuwachen
und im Menschen wird es zum Leben erweckt.«

(Spruch eines alten Zen-Meisters)

Der Ablauf eines II. Grad - Seminares

Genau wie der I. Grad wird auch der II. in der Regel an Wochenenden unterrichtet. Allerdings fallen die Seminare für den II. Grad kürzer aus, da die Teilnehmer schon viel mehr an Vorerfahrungen und Wissen über die Reiki-Energie mitbringen als zum ersten Seminar. Man muß nicht mehr auf die vielen skeptischen Fragen eingehen, auf die Definition von Reiki, auf die Handpositionen oder die Reiki-Legende, sondern kann sich voll und ganz den Handwerkszeugen und Techniken des II. Grades widmen.

Ein Seminar für den II. Grad beginnt damit, daß sich der Reiki-Lehrer wie auch alle Teilnehmer erst einmal kurz vorstellen. Das verbindet und schafft eine angenehme Atmosphäre für die bevorstehende gemeinsame Zeit. Anschließend werden die Erfahrungen untereinander ausgetauscht, die die Teilnehmer in der Zwischenzeit mit dem I. Grad sammeln konnten. Danach entwirft der Reiki-Lehrer ein Bild dessen, was in diesem Lehrgang alles vermittelt werden wird.

Nun beginnt der Hauptteil. Hier wird von mir aus didaktischen Gründen damit begonnen, erst einmal das schwierigste Zeichen des II. Grades vorzustellen, denn die folgenden Symbole sind allesamt einfacher. Dieses erste Zeichen wird eingesetzt, um Fern-

Reiki zu verschicken. Oft versetzt es den Teilnehmern einen leichten Schock, da es sehr kompliziert erscheint. Mancher Teilnehmer ruft verwundert aus: »Das soll ich lernen? Das behalte ich nie.« Nachdem sich die Teilnehmer von diesem ersten Schock erholt haben, erfahren sie etwas über die Einsatzmöglichkeiten dieses Zeichens. Weiterhin lernen sie dessen Bezeichnung (Mantra) und merken sich sowohl die Übersetzung des japanischen Begriffs ins Deutsche wie die Möglichkeiten seiner Anwendung.

Während die Teilnehmer nun beginnen, sich das Zeichen durch Nachmalen oder Ausprobieren anzueignen, kann bereits mit den ersten Einweihungen begonnen werden. Traditionell werden alle drei Mantren und Symbole in einer Zeremonie eingeweiht. Allerdings bleibt es jedem Reiki-Lehrer überlassen, die Einweihungen so vorzunehmen, wie er es für richtig hält. Ich selbst weihe beispielsweise immer erst das Fern-Reiki-Zeichen allein ein, um einen stärkeren Bezug dazu herzustellen. Dann erst weihe ich das zweite und dritte Zeichen gemeinsam ein.

Im nächsten Schritt wird den Reiki-Schülern das zweite Symbol samt dazugehörendem Mantra vorgestellt. Dieses wird auch als das »psychische Symbol« bezeichnet. Damit läßt sich verstärkt die psychisch-emotionale Ebene aktivieren. Außerdem kommt es zum Einsatz als Blockadelöser sowie als Handwerkszeug zur Harmonisierung von Personen, Wohnräumen und Situationen.

Ohne das Ritual der weiteren Einweihungen zu unterbrechen, üben die Reiki-Schüler nun auch das zweite Zeichen, bevor schließlich das dritte hinzugegeben wird. Dieses kann helfen, die Energie zu aktivieren und zu fixieren. Wenn die Einweihungen abgeschlossen sind, werden die Reiki-Schüler so lange sich selbst überlassen, bis sie sich die Zeichen und Mantren eingeprägt haben. Manche tun sich dabei anfangs etwas schwer, doch kenne ich noch niemanden, der nicht am Ende des Wochenendes die Zeichen beherrscht hätte.

»Bei meiner Einweihung in den II. Grad warf mich das Fern-Reiki-Zeichen ganz schön vom Hocker. Ich hatte wohl auch nicht so ganz richtig zugehört, was unser Reiki-Lehrer gesagt hatte. Denn statt auf einen Extrazettel hatte ich das Schriftzeichen hinten in das Reiki-Handbuch gemalt. Als mein Reiki-Lehrer in etwas spöttischem Ton meinte, diese Seite müsse

ich denn später wohl rausreißen, war ich regelrecht ärgerlich. Denn ich wollte das Zeichen doch mitnehmen, weil ich davon ausging, es nie und nimmer zu behalten.

Zu den Einweihungen meldete ich mich dann als erste ... Und erstaunlicherweise war ich auch die erste, die das Zeichen auswendig kannte. Irgendwie mußte es sich mir während der Einweihung in mein Gedächtnis oder mein Unterbewußtsein »gebrannt« haben. Ich habe jedenfalls keine Ahnung, wie das passieren konnte.«

Nachdem die drei Symbole samt zugehörigen Mantren theoretisch eingeführt und eingeweiht worden sind, gibt es noch eine ganze Menge über die Möglichkeiten ihres Einsatzes zu lernen. Deshalb wird nun der zweite Teil des Seminars dafür verwandt, die Teilnehmer in die Technik der Fernheilung einzuführen. Sie lernen etwas über »Fernheilung für sich« wie für andere Personen; auch über Gruppenheilungen. Des weiteren wird ihnen beigebracht, wie sich bei normalen Kontaktbehandlungen die psychische Ebene miteinbeziehen läßt und auf welche Weise das emotionale Erleben gesteigert werden kann. Einen weiteren Schwerpunkt bildet das Aufspüren und Auflösen von Blockaden unter Zuhilfenahme des entsprechenden Symbols.

Danach sollte Zeit genug sein, um die neugelernten Techniken noch ausgiebig zu üben. Noch bist du mit anderen in der Gruppe eng zusammen. Du kannst viel ausprobieren und deine Erfahrungen anschließend mit den Betroffenen besprechen. Nutze diesen Umstand; denn wenn das Seminar erst einmal vorbei ist und du allein zu Hause bist, hast du dazu mit Sicherheit weniger Möglichkeiten.

Nun ist das Seminar so gut wie zu Ende. Aber es kommt noch eine immer wieder gestellte Frage: Darf ich meine Aufzeichnungen mitnehmen? Traditionellerweise wurden sämtliche Aufzeichnungen noch im selben Raum verbrannt. Nichts sollte an Menschen geraten, die damit nichts anzufangen wissen. Alles sollte sich nur im Bewußtsein des Reiki-Schülers befinden. Allerdings sehen viele Reiki-Lehrer heute diesen Aspekt nicht mehr ganz so eng und billigen ihren Schülern zu, schriftliche Unterlagen mit nach Hause zu nehmen und dort aufzubewahren.

Wie wichtig ist der Glaube bei Reiki?

Zum Abschluß dieses Kapitels möchte ich noch auf einen Umstand eingehen, der immer wieder ins Gespräch über Reiki einfließt. Es geht dabei um die Wichtigkeit des Glaubens. Manche erzählen, sie können mit Reiki nichts anfangen, sie würden einfach nicht dran glauben. Andere bleiben Skeptiker, trotz vieler positiv erlebter Erfahrungen.

Auch ich nahm lange Zeit an, daß der Glaube einschließlich einer positiven Erwartungshaltung eine wichtige Einflußgröße bei Reikibehandlungen darstellen würde. Allerdings kurierte mich folgende Erfahrung ein für alle Male:

In eines meiner Seminare für Schwangere kam eine Frau, die einfach mal dabei sein wollte. Sie hörte sich alles an, und berichtete sodann, sie leide seit Monaten an steifem Nacken, Kopfschmerzen und Pfeifen in den Ohren. Bei jeder Kopfbewegung entstehe ein knarrender quietschender Ton, weil die Muskeln so verspannt und die Bandscheiben abgenutzt seien. Darüber hinaus könne sie seit einem halben Jahr vor Schmerzen nicht schlafen. Ich hatte der Aufzählung gut zugehört und innerlich gedacht: »Hoffentlich will die Frau nicht von mir behandelt werden«. Denn ich hatte das Gefühl, daß selbst mein motiviertester Einsatz als Reiki-Lehrer nicht ausreichen würde, um hier auch nur Linderung zu erreichen. Und so ganz und gar wollte ich auch mein Image nicht aus den Augen verlieren ...

Aber es kam, wie es kommen mußte. Die Frau bat mich, ihr auch mal die Hände aufzulegen. Ich tat es, wenn auch widerwillig und in der untrüglichen Gewißheit, hier sowieso nichts Positives bewirken zu können. Nach etwa zehn Minuten beendete ich die Behandlung und bedankte mich. Damit war dann auch das Seminar beendet.

Etwa drei Wochen später kam sie zu mir, um nun den II. Grad zu machen. Und sie berichtete Unglaubliches. Alle - ja ich hatte richtig gehört, alle Symptome waren nach der Behandlung verschwunden. Ich fand das nicht mehr nachzuvollziehen und eröffnete ihr: »Das ist ja irre. Ich hatte in keiner Sekunde meiner Behandlung damit gerechnet, dir auch nur im geringsten helfen zu können.« Und dann kam, was das Faß zum Überlaufen brachte; denn die Frau entgegnete, auch sie habe nicht im Ansatz damit gerechnet, daß Reiki etwas bei ihrer erstarrten Symptomatik würde bewegen können.

Fazit: Da sind zwei Menschen an einer Handlung beteiligt. Einer, der behandelt und eine, die behandelt wird. Beide glauben nicht im entferntesten an den Erfolg ihres Handelns. Und dennoch: Die Frau ist in kürzester Zeit völlig geheilt. Was also bitte schön hat denn hier nun geheilt?

2. Kapitel

Dr. Mikao Usui – Klarstellungen zur Reiki-Legende

Ende des letzten Jahrhunderts wurde das Reiki-System von dem christlichen Priester Dr. Mikao Usui in Japan wiederentdeckt. Dr. Usui war der Leiter der kleinen christlichen Doshisha Universität in Kyoto. Außerdem lehrte und predigte er dort auch zu bestimmten Anlässen. Eines Sonntags fragte ihn einer seiner Studenten vor dem Gottesdienst, ob er alles glauben würde, was in der Bibel stünde. Zum Beispiel, daß Jesus Menschen durch bloßes Handauflegen geheilt hätte. Usui bejahte dies. Der Student fragte weiter, ob er so etwas schon einmal erlebt hätte, und Dr. Usui mußte das verneinen ...

Der Student wollte aber sein Leben und seine Arbeit nicht auf etwas aufbauen, was ihm niemand beweisen konnte ... Diese Diskussion bewegte Dr. Usui so sehr, daß er am nächsten Tag sein Amt niederlegte und auf die Suche nach der Wahrheit ging ...

Seine Suche führte ihn in die USA. Er studierte in Chicago alte Sprachen, um sich direkte Informationsquellen über Jesus' Heilungen zu erschließen ... Aber er bekam durch seine intensiven Studien keine tieferen Aufschlüsse über Jesus' Heilungsmethode. Allerdings fand er Hinweise darauf, daß Buddha ähnliche Wunder vollbracht hatte ...

So beginnt der deutsche Buchautor Walter Lübeck mit seiner Abhandlung über die Geschichte des Reiki in der Neuzeit (vgl. Reiki - Weg des Herzen). Und so oder so ähnlich fallen auch die Darstellungen anderer Reiki-Lehrer und Reiki-Autoren aus. Doch wenn man gezielt die Darstellungen der Reiki-Legende im deutschsprachigen Raum vergleicht, bekommt man den Eindruck, einer hätte die Geschichte vom anderen abgeschrieben. Nicht jedoch, ohne jeweils eine weitere Kleinigkeit hinzuzufügen. Der eine ergänzt hier etwas, der andere schmückt dort etwas aus. Dieser Umstand ist natürlich auch nicht ganz verwunderlich, existieren doch aus der Zeit Mikao Usuis keinerlei schriftliche Aufzeichnungen. Zwangsläufig wurde dadurch die Geschichte bis heute natürlich immer »runder«, doch ob sie dadurch auch mehr Wahrheit in sich aufnahm, bleibt dahingestellt.

Überhaupt gibt es so einige Ungereimtheiten in der Usui-Historie: Warum sollte er unbedingt ein christlicher Priester in einem durch und durch buddhistischen Land sein? Oder warum in den USA studiert haben? Diesen Fragen ging der bekannte amerikanische Reiki-Lehrer William L. Rand in seinem Buch »Reiki - The Healing Touch« nach und fand folgendes heraus:

Gemäß dem Chef-Archivar der Doshisha Universität ist Mikao Usui niemals weder Leiter, noch Professor, noch Student an dieser Hochschule von Kyoto gewesen. Und auch die Behauptung, er habe in Chicago studiert, ist nicht haltbar. Denn laut Auskunft der Uni-Leitung war ein gewisser Mikao Usui nie an der Universität von Chicago eingeschrieben und hat auch niemals an irgendwelchen Kursen teilgenommen. Betrachtet man diese beiden Aussagen zusammen, so erscheint es darüberhinaus auch immer unwahrscheinlicher, daß Mikao Usui christlicher Priester gewesen ist. Warum sollte er auch?

Versetzen wir uns einmal in die Zeit um 1940. Der Zweite Weltkrieg zeichnete sich am Horizont ab, und es war ungewiß, was zwischen Japan und den USA passieren würde. Folglich ist zu vermuten, daß man aus diesem Grund der Legende über Meister Usui einfach einige Teile hinzugefügt hat, um sie dem Westen, der damals dem Buddhismus sehr feindlich gegenüberstand, annehmbarer erscheinen zu lassen. Man wollte wahrscheinlich dem Westen einfach die Tür öffnen, um ihm die Akzeptanz dieser phantastischen Methode, genannt »Reiki«, zu erleichtern.

Ich finde es in Ordnung, dem Reiki-Schüler, der an einem I. Grad-Seminar teilnimmt, auch heute eine angenehme und leicht verdauliche Geschichte über die Entdeckung der Reiki-Kraft zu erzählen. Eine Geschichte, die er ohne innere Widerstände annehmen kann und in der er sich auch zu einem gewissen Teil wiederfindet. Dies ist deshalb wichtig, da die Art, wie ein Thema eingeführt wird, dem Suchenden die Scheu vor dem Neuen nehmen kann. So gesehen erlaubt eine schön ausgeschmückte Geschichte über die Herkunft von Reiki dem Schüler, sich leichter darauf einzulassen. Sie erlaubt ihm, vorbehaltloser damit umzugehen und sich leichter zu öffnen.

Doch andererseits finde ich auch, sollte jemand, der sich intensiver mit Reiki auseinandersetzt und jetzt womöglich den II. Grad anstrebt, die Wahrheit über Mikao Usui kennen. Aus diesem Grunde entwerfe ich hier das authentische Bild von Dr. Usui in Anlehnung an die Gedanken William L. Rands:

Mikao Usui, der heute als Wiederentdecker von Reiki gilt, wurde in Japan in der Mitte des 19. Jahrhunderts geboren. Wie alle buddhistisch aufwachsenden Kinder hörte er schon bald etwas über das Leben von Siddhartha, der später zum Buddha wurde. Der kleine Mikao war beeindruckt von Siddharthas Suche nach Erleuchtung und dies, obwohl dieser in einem Schloß mit allem nur erdenklichem Reichtum leben konnte. Des weiteren war der Kleine schon früh fasziniert von Buddhas Bestrebungen, anderen zu helfen, wie auch von dessen metaphysischen Fähigkeiten, die er nach seiner Erleuchtung erlangen konnte.

Im weiteren Verlauf seines Lebens entschied sich Usui, in Anlehnung an Buddhas Haltung der heilenden Hinwendung dazu, Arzt zu werden. Während seiner Tätigkeit registrierte er um sich herum nur wenige Menschen, die in der Lage waren, ein glückliches Leben zu führen. Überall gab es körperliche Gebrechen wie auch psychisches Leid. Indem sich Usui immer mehr den leidenden Menschen verbunden fühlte, entwickelte er die Idee, anderen auf die gleiche Weise helfen zu wollen, wie es Buddha getan hatte. Und er ging davon aus, daß etwas, was vor etwa zweieinhalbtausend Jahren möglich gewesen war, auch heute eigentlich noch möglich sein müßte.

Demzufolge begann Usui, sich viel mit buddhistischen Priestern und Lehrern zu unterhalten. Er wollte herausfinden, ob diese etwas darüber wüßten, wie sich Krankheit heilen läßt. Doch trotz beständiger Suche bekam Usui immer die gleiche Antwort: Es mußte mal eine Zeit gegeben haben, in der die Alten über Techniken verfügten, körperliche Krankheiten zu überwinden, doch ging das Wissen darüber bis heute völlig verloren.

Während seiner Suche lernte Usui immer neue Menschen kennen, die ihm weiterhalfen, doch letztlich wurde ihm klar, er müsse auch noch Chinesisch und Sanskrit lernen, um die uralten authentischen Schriften studieren zu können. Schließlich fand er in den indischen Sutren einen Hinweis darauf, daß es eine »höhere Kraft« gibt, die sich für Heilungszwecke nutzen läßt. Endlich hatte Usui also gefunden, wonach er so lange gesucht hatte. Nur verschaffte ihm der schriftliche Hinweis auf das Vorhandensein dieser Kraft noch nicht die Möglichkeit, diese auch zu nutzen.

Aus diesem Grunde begab er sich zur Visions-Suche auf den »Heiligen Berg Kori-yama«, um dort 21 Tage nach einem ganz bestimmten Ritual zu meditieren. Und tatsächlich - am letzten Tag seines Aufenthaltes dort geschah folgendes: Aus dem Nichts kam vom Horizont her ein Licht auf ihn zu. Rasch merkte Usui, daß das Licht aus so etwas wie Bewußtsein bestand und mit ihm in Kontakt treten wollte. Auch wurde ihm klar, daß dieses Licht die Heilkraft enthielt, die er so lange schon vergeblich gesucht hatte. Ohne lange zu zaudern erlaubte er diesem, ihn zu berühren.

Doch die Kraft des Strahles war so stark, daß sie ihn zu Boden warf, als sie in seine Stirn eintrat. Mikao Usui verlor das Bewußtsein und sein Geist trat für eine Weile aus seinem Körper. Auf diese Weise wurden ihm wunderschöne Lichtblasen voller Farben gezeigt. Lichtblasen, in denen er schon bald Schriftzeichen und Symbole erkannte, die ihm bis dahin völlig unbekannt gewesen waren. Indem er sich näher damit beschäftigte und sich auf sie einließ, wurde ihm das tiefe Wissen um den Gebrauch dieser Zeichen bewußt. So verfügte er nun nicht nur über das theoretische Wissen über die Heilkraft der Reiki-Energie, sondern war auch gleichzeitig von einer »Höheren Kraft« berührt und eingeweiht worden.

Schon bald nach diesem Erlebnis begann Dr. Usui, Reiki zu praktizieren und zu lehren. Er wurde in Japan ein sehr bekannter und angesehener Mensch. Bis zu seinem Lebensende um das Jahr 1930 herum, weihte er sechzehn Reiki-Lehrer ein, von denen einer Dr. Chujiro Hayashi war, der die Aufgabe des Großmeisters nach Usuis Ableben weiterführte.

Ein menschliches Leben hat ein fast grenzenloses Potential, aber wir werden dieses nur erkennen, wenn wir zuerst lernen, es zu schätzen. Deshalb müssen wir immer wieder über die einzigartige Gelegenheit nachdenken, die wir jetzt haben.

(Geshe Kelsang Gyatso)

3. Kapitel

Die Handwerkszeuge des II. Grades

Einführung in die Grundlagen und Techniken

Die Meister dieser Welt sind die, die sich selbst gemeistert haben,
Und die Meisterschaft beruht auf der Kontrolle des Geistes.
Wenn der Geist dein gehorsamer Diener wird, dann steht dir die ganze Welt zu Diensten.

(Hazrat Inayat Khan)

Jemand, der im Verlauf seiner Erziehung wenig zu selbstbewußtem und verantwortungsbereitem Handeln angeleitet wurde, wird sich Zeit seines Lebens unsicher und machtlos fühlen. Aus diesem Gefühl heraus wird er in verstärktem Maße bestrebt sein, in eine Gruppe abzutauchen. Hier läßt sich die Verantwortung für die persönliche Macht an so etwas wie »Gemeinschaftszwänge« oder an einen Führer, Lehrer oder Guru übertragen. Wenn jedoch die Mehrzahl wesentlicher Entscheidungen nicht mehr von mir selbst getroffen wird, dann kann Gehorsam und Unterordnung zum Ersatz für Verantwortlichkeit führen.

Auch die Vielzahl der Kirchen beziehungsweise Religionen verfährt nach ähnlichem Muster. Sie leben davon, ihre Gläubigen einem weitreichenden Diktat zu unterwerfen und sie in ihrer Meinung zu beeinflussen. Nun ließe sich entgegnen, »Jeder bekommt halt das, was er braucht«. Aber dem ist nicht so. Die Kirche besitzt aufgrund ihrer langen Geschichte und durch ihr zusammengetragenes, geheimes und überwiegend zurückgehaltenes Wissen eine ungeheure Macht. Dies gilt im Positiven, aber auch im Negativen. Ohne daß wir Menschen dies ahnen, wendet sie Mechanismen,

Gesetze und Rituale an, um ihre Gläubigen zu Gehorsam und Unterwürfigkeit zu erziehen.

Diesem Phänomen gegenüber verfolgt Reiki eine schon vom Ursprung her völlig entgegengesetzte Sichtweise. In der Form, wie ich Reiki verstehe, ist es ein Weg, der dir hilft, frei zu werden und zu erkennen, daß du Teil einer höheren Ordnung bist. Allerdings kann dir niemand diesen Weg abnehmen. Niemand wird dir auch sagen können, wie diese »höhere Ordnung« konkret aussehen mag; nur ein Narr wird versuchen, Erfahrungen in Worte zu fassen, für die es keine Worte gibt. Der Weise hingegen wird darüber schweigen. Paß dennoch gut auf! Auch im Kontext von Reiki gibt es »Meister«, die sich so nennen, obwohl sie das Leben längst noch nicht gemeistert haben.

Mit dem II. Grad wirst du gezwungen, Verantwortung für dein Handeln zu übernehmen. Denn die Möglichkeiten sind sehr weitgestreut und tiefgreifend. Je länger du dich damit beschäftigst, um so mehr spürst du mit jeder neuen Erfahrung die Kraft und die Macht von Reiki. Deshalb wirst du nicht darum herumkommen, die Rolle deiner Verantwortlichkeit für dich neu zu bestimmen. Konntest du beim I. Grad wenig falsch machen, da du hier bewußt die Wirkung der Reiki-Kraft auf Meister Usui oder die »inneren Helfer« übertrugst, so bekommst du mit dem II. Grad jetzt »Schlüssel« übertragen, die dich in die Lage versetzen, deiner Persönlichkeit sowie deiner geistigen Haltung Ausdruck zu verleihen. Du vollziehst den Schritt von der Abhängigkeit der Reiki-Kraft hin zum gezielten Einsatz heilsamer, harmonisierender Bewußtseins- und Herzensenergie. Allerdings lassen sich auch die Handwerkszeuge des II. Grades nur heilend und vervollkommnend einsetzen.

Ganz grundsätzlich gesagt, versetzt dich der II. Grad in die Lage, Reiki zu verschicken, es lösend und harmonisierend anzuwenden sowie die augenblickliche Wirkung um ein Vielfaches zu erhöhen. Gerade letzterer Umstand wirkt sich doppelt aus, da allein schon die Einweihung in den II. Grad eine Erhöhung deiner Schwingungsfrequenz und damit zusammenhängend eine Verstärkung der Reiki-Kraft für dich bewirkt.

Du bestimmst von nun an wesentlich deutlicher als bisher, wohin und in welcher Stärke die Reiki-Energie fließen soll. Damit löst du dich immer mehr vom I. Grad und seinen Beschränkungen.

Du bist es, der in Dankbarkeit bestimmen lernt, Reiki einzusetzen. Ich vergleiche den II. Grad gern mit therapeutischen Interventionsmethoden. So gesehen versetzt dich dieser Grad in die Lage, Reiki nicht nur in passiv-abwartender, sondern nun auch in »therapeutischer« Weise zu praktizieren.

Anfangs war ich mir gar nicht bewußt darüber, welch große Palette an Möglichkeiten mir die Einweihung in den II. Grad beschert hatte. Es war schon schwer genug, mich auf die ungewöhnlichen Zeichen einzustellen, die uns vorgestellt wurden. Auch die Einweihung löste einiges in mir aus ... Erst nach und nach begann ich, angeregt durch die regelmäßigen Vertiefungsseminare bei meinem Reiki-Lehrer, mit den Symbolen herumzuprobieren. Ich schickte Reiki auf meine ganze Familie, anstatt jeden einzeln zu behandeln und sparte dadurch natürlich viel Zeit. Mit einer Bekannten verabredete ich, wann ihr in der Woche eine Reiki-Fernbehandlung am angenehmsten sein würde ...

Auch mit Mineralien experimentierte ich herum und fand heraus, daß sich unter der Verwendung eines Rosenquarzes oder Malachites die Energie, die ich anderen zukommen ließ, »weicher« anfühlte. Erst jetzt wird mir der Spruch so richtig klar, daß nur die eigene Kreativität dem Einsatzbereich des II. Grades Grenzen zu setzen vermag.

Wenn sich Reiki-Schüler zum II. Grad anmelden, verfügen sie oft bereits über die Vorinformation, daß irgendwelche **»Symbole«** und **»Mantras«** neu auf sie zukommen werden. Dies kann ihnen möglicherweise bereits im I. Grad-Seminar mitgeteilt worden sein. Sie können sich dies aber auch angelesen oder darüber von anderen etwas gehört haben. Allerdings sind die meisten Menschen kaum in der Lage, sich konkret etwas unter diesen Begriffen vorzustellen. So umgibt etwas Geheimnisvolles diesen Grad sowie die dazu gehörigen Techniken und Anwendungsmöglichkeiten.

Die Frage, was es mit diesen Symbolen und Mantras auf sich hat und woraus beide ihre Wirkung beziehen, ist schon vielfältig diskutiert worden. Je nach persönlicher Ausrichtung wird versucht, sie als Teile eines göttlichen Konzeptes zu erklären, als etwas, was seit Urzeiten fest mit unserer unsterblichen Seele verbunden ist oder von Gott für uns ausgehaucht wurde. Auch werden sie angesehen als geheime Schlüssel, die nur wirken, solange sie von einem kleinen ausgewählten Kreis von Menschen benutzt und weitergegeben werden oder als Instrumente zur Überbrückung der geistigen und der materiellen Ebene. Einzelne Reiki-Lehrer gehen sogar so weit, die Wirkungsweise der Reiki-Zeichen auf die »Theorie der morphogenetischen Felder« zu beziehen, in der der Engländer Rupert Sheldrake behauptet, es würde für alles, was existiert, eine Art von unsichtbarem kosmischen Feld geben. So gesehen würden die Symbole und Mantras des Reiki ihre Energie aus dem für sie zuständigen Feld erhalten.

Ich möchte mich ungern in etwaigen Spekulationen ergehen, da ich einfach nicht weiß, wodurch die Wirkungsweise der Symbole und Mantras zustande kommt. Für mich sind sie, ganz pragmatisch gesehen, »Schlüssel«, die es dem Eingeweihten erlauben, bestimmte Techniken, ausgehend vom Bewußtsein, durchzuführen. Das heißt sie helfen uns, Bewußtseinsenergie zu lösen, zu konzentrieren, zu kanalisieren und sie sodann über das Medium »Hände« abzugeben. Das, was wir auf diese Weise abstrahlen, nennen wir »Rei-Ki«. Dieses bildet sich durch die Verschmelzung der universellen, kosmischen Energie (dem »Rei«) mit der individuellen Energie (dem »Ki«).

Der Begriff »Symbol« selbst kommt aus dem Griechischen und setzt sich zusammen aus »sym« und »bollein«. Dies bedeutet wörtlich übersetzt soviel wie »zusammenwerfen« oder »vereinigen«. So wie sich zum Beispiel etwas Zerbrochenes wieder zusammensetzen läßt. Allgemeiner ausgedrückt vereinigt das Symbol die Erfahrungen der unbewußten und bewußten, der historischen und gegenwärtigen, der sinnlichen, intellektuellen, sozialen wie der individuellen Ebene und fügt sie zu einem Muster mit Bedeutung zusammen. Bezogen auf die Anwendung im II. Grad könnte man Symbole als Hilfsmittel betrachten, um etwas zu überbrücken; aber sie sind mehr als das. Sie sind Bilder des lebendigen Ganzen, die in der Lage sind, die verschiedenen Formen von Existenz gleichzeitig auszudrücken.

Unter einem »Mantra« sind bestimmte Silben, Wörter, Laut- und Tonfolgen zu verstehen, deren Aufgabe es ist, unseren Geist zu beruhigen und zu zentrieren. Der Begriff »Mantra« besteht aus zwei Teilen: dem »Man«, was soviel wie Geist und dem »tra«, was übersetzt Projektion bedeutet. Die Wirkung von Mantras besteht aus einer Serie von Klängen, die das Bewußtsein heben oder verändern sollen, indem sie ständig wiederholt werden. Neben ihrer konzentrativen Wirkung besitzen Mantras die Fähigkeit, unser Bewußtsein gezielt zu beeinflussen. Ein Mantra ist keine willkürlich gewählte Tonfolge, sondern sollte mehr als ein Klangstrom eingesetzt werden, der mit einem ganz bestimmten Inhalt in Verbindung steht. So gesehen stellen sie eine Brücke dar, die wir für unseren Geist nutzen können.

Um nun die Techniken des II. Grades anwenden zu können, kommt es darauf an, die Symbole und Mantras in der richtigen Weise zu benutzen. Denn nur richtig in Kraft gesetzt, entwickeln sie die Wirkung, die in ihnen enthalten ist. Allerdings ist es vorab wichtig, sich zu konzentrieren und sich geistig zu versenken. Das alleinige Zeichnen oder Aussprechen ohne die notwendige andächtige Besinnung, wird wenig wirksam sein. Mehr darüber im Kapitel über die Bedeutung des Einstimmens.

Die Reiki-Symbole, bei denen es sich zum Teil um »heilige Zeichen«, in einigen Fällen auch um japanische Schriftzeichen handelt, lassen sich aktivieren, indem sie optisch dargestellt werden. Dies läßt sich auf unterschiedliche Weise vollziehen. Die einfachste Methode sieht so aus, daß du unter Verwendung deiner eingeweihten beziehungsweise deiner Schreibhand so tust, als würdest du die entsprechenden Zeichen auf einer imaginären Tafel auftragen. Des weiteren lassen sie sich aktivieren, indem du nur deinen Zeigefinger ausgestreckt läßt, während alle anderen Finger zusammengerollt bleiben. Nun ziehst du mit der Fingerspitze die Formen des Symbols nach. Ähnlich sieht auch die dritte Variante aus, nur läßt du hier die Hand ganz geöffnet und ziehst mit aufgerichteter Hand die Bewegungen des Symbols nach. Wie groß die Bewegungen gezeichnet werden, ist ohne Belang. Du kannst Symbole winzig klein in deine Hand malen. Du kannst sie aber auch körpergroß und sehr geschwungen ausführen. Es kommt einzig und allein darauf an, wie es sich für dich am angenehmsten anfühlt und wie du meinst, die Energie der Symbole am besten aktivieren zu können.

Wenn du mehr im mentalen Umgang geschult bist, kannst du auch gänzlich ohne Handbewegungen auskommen. Denn die

Symbole können genausogut durch die Nutzung unserer Gedanken beziehungsweise durch imaginierte Vorstellungen in Kraft gesetzt werden. Du schließt dazu deine Augen und läßt das betreffende Symbol in seiner Gesamtheit vor deinem Stirnchakra innerlich erscheinen. Eine zweite Möglichkeit besteht darin, mit Hilfe von Augenbewegungen und eine dritte mit Hilfe von Kopfbewegungen das Symbol geistig zu zeichnen. Auch dabei stellst du dir vor, wie das Zeichen Strich für Strich zu einem Ganzen zusammengefügt wird.

Um die Wirkung von Mantras in Gang zu setzen, mußt du sie aussprechen. Ihr Effekt wird durch die Schwingung, die ihr Aussprechen erzeugt, erzielt. Mantras sollten nicht nur einmal genutzt, sondern immer wieder ausgesprochen werden. Die Mindestanzahl ist dreimal. Aber du kannst ihre Kraft weiter verstärken, wenn du sie ständig, wie das Fließen von Klängen wiederholst. Dabei ist es nicht absolut notwendig, diese laut auszusprechen. Leises Flüstern ist genauso wirkungsvoll wie das Aussprechen oder Denken im Geiste. Am besten, du probierst es für dich selbst aus.

Der Grad an Offenheit im Umgang mit Symbolen und Mantras hat sich über die Jahrhunderte sehr verändert. Zu »alten Zeiten« wurden diese nur an diejenigen weitergegeben, die sich in irgendeiner Weise bewährt hatten. Es kam also auf eine Vorleistung an, ehe man für wert gehalten oder dazu ausgewählt wurde, von einem »Meister« eingeweiht zu werden. Einweihungen fanden dabei in Zeremonien und festgelegten Ritualen statt. Anschließend wurde den »Eingeweihten« höchste Verschwiegenheit auferlegt. Auf Geheimhaltung wurde deshalb geachtet, um Symbole nicht in falsche Hände geraten zu lassen. In Hände, die die Kraft dieser Handwerkszeuge möglicherweise in einer Weise benutzen könnten, wie es nicht ihrer ursprünglichen Bestimmung entsprach. Mir sind Unterlagen bekannt, in denen davon gesprochen wird, daß tibetische Mönche in der Vergangenheit ihre heiligen Symbole nur mit der Spitze ihrer Zunge im Inneren des Mundes vollzogen haben, wenn sie öffentliche Heilungen vornahmen.

Bis heute hat sich in dieser Hinsicht vieles verändert. Achtete noch jeder Reiki-Lehrer bis vor wenigen Jahren darauf, daß sämtliche schriftliche Aufzeichnungen nach einem Seminar verbrannt wurden, so kommt es inzwischen vor, daß Reiki-Schülern eine Arbeitsmappe überreicht wird, in denen neben den Lebensregeln und schriftlichen Abhandlungen auch Photokopien der Symbole und Mantras enthalten sind. Ich denke, das starre Festhalten an Geheimhaltung ist heute nicht mehr so notwendig, da wir uns, weltweit betrachtet, auf ein neues Zeitalter zu bewegen, in dem sich die Schwingungsfrequenz erhöht. Auf ein Zeitalter, in dem sich sämtliche Entwicklung beschleunigt und in dem zunehmend mehr Menschen bereit sind, in spiritueller Hinsicht Verantwortung zu übernehmen. Bedingt durch die Verdichtung der Menge an verfügbarer Information sowie durch vermehrte Nutzung geistiger Ebenen sind wir, die wir heute leben, eher in der Lage, uns auch die Nutzung sehr kraftvoller Energien zu erschließen. Etwas, was früheren Generationen nicht ohne vorausgegangene jahrelange Schulungsarbeit möglich gewesen wäre.

Bei der Nutzung der Zeichen hängt es von dir ab, wie öffentlich oder geheim du diese ausführen möchtest. Ich kenne Schüler, die die Reiki-Energie nur aus der Abgeschiedenheit und Intimität ihrer Wohnung heraus verschicken. Andererseits kenne ich auch solche, die plötzlich und ohne sich um die Gegenwart anderer zu kümmern, wild mit den Armen herumwirbeln, um unbeeinflußt von der Öffentlichkeit die Reiki-Kraft zu nutzen. Wie und wo du die universelle Energie für dich oder für andere nutzt, hängt demzufolge einerseits von deiner inneren Haltung und andererseits von deiner Fähigkeit ab, deinen Geist auf etwas zu zentrieren.

Bezogen auf die Veröffentlichung von Mantras und Symbolen gibt es seit Jahren heftige Diskussionen. Für eine Offenlegung würde sprechen, daß jeder Reiki-Schüler, beziehungsweise -Lehrer seine eigenen Vorstellungen davon mit denen der anderen vergleichen könnte. Dies würde in einer Zeit, in der immer wieder unterschiedliche Schreibweisen auftauchen, womöglich zu einer Vereinheitlichung beitragen. Diejenigen, die auf der anderen Seite gegen eine Veröffentlichung argumentieren, übertragen eher traditionsbewußte Sichtweisen auf die heutige Zeit und meinen, die Kraft der heiligen Wörter und Zeichen könne nur dann bewahrt bleiben, wenn diese auf den engen Kreis der Reiki-Anwender beschränkt bliebe. Keine von beiden Seiten wird Recht haben. Fakt ist und bleibt, daß nur diejenigen, die in die Symbole und Mantras eingeweiht wurden, diese auch aktivieren und nutzen können. Und zur Einweihung bedarf es eines Reiki-Lehrers, der sich in der direkten Linie zu Dr. Mikao Usui befindet.

Für mein Buch habe ich mich entschieden, die drei Mantras zu benennen, die für den II. Grad wichtig sind. Ich finde es bei der schriftlichen Darstellung schlichtweg einfacher, Dinge beim Namen zu nennen, als sie ständig irgendwie zu umschreiben. Auf eine Skizzierung der Symbole habe ich demgegenüber verzichtet. Hierdurch möchte ich umgehen, meine Zeichen als »die allein Richtigen« hinzustellen. Dies würde nur zu Gegenwehr und Verunsicherung führen. Und wie ich aus vielen Gesprächen mit Reiki-Schülern und -Lehrern inzwischen weiß, wirken alle Symbole, selbst wenn sie hier und da in ein paar Strichen oder Bögen von denen anderer abweichen. Übrigens wird in anderen Kulturräumen viel unverkrampfter mit dem Thema »Veröffentlichung von Symbolen und Mantras« umgegangen als in unseren Breiten. So veröffentlicht unter anderem die amerikanische Reiki-Lehrerin Kathleen Milner in ihrem Buch »Reiki and other rays of touch healing« sämtliche bekannte Symbole und Mantras.

Zu guter Letzt ist alles gleich. Alles ist geistige Energie und entspringt derselben Quelle. Mit Gelassenheit sowie der Energie des Herzens betrachtet, gibt es kein Gut und kein Schlecht, kein Falsch oder Richtig, kein Glück oder Unglück. Gelingt es dir, Reiki auf diese Weise zu sehen und anzuwenden, so wirst du in Eintracht auf dem Weg der Meisterung des Lebens voranschreiten.

Ein alter Mann und sein Sohn bestellten gemeinsam ihren kleinen Hof.
Sie hatten nur ein Pferd, das den Pflug zog.
Eines Tages lief das Pferd fort.
»Wie schrecklich,« sagten die Nachbarn, »welch ein Unglück.«
»Wer weiß,« erwiderte der alte Bauer, »ob Glück oder Unglück?«
Eine Woche später kehrte das Pferd aus den Bergen zurück,
es brachte fünf wilde Pferde in den Stall.
»Wie wunderbar,« sagten die Nachbarn, »welch ein Glück.«
»Glück oder Unglück. Wer weiß,« sagte der Alte.
Am nächsten Morgen wollte der Sohn eines der wilden Pferde zähmen.
Er stürzte und brach sich ein Bein.

»Wie schrecklich. Welch ein Unglück!«
»Glück? Unglück ... ?«
Die Soldaten kamen ins Dorf und holten alle jungen Männer in den Krieg.
Den Sohn des Bauern konnten sie nicht brauchen,
darum blieb er als einziger verschont!
»Glück ... ? Unglück ... ?«

(Eine Sufi-Geschichte)

Fern-Reiki: Raum und Zeit überwinden

Ich hatte bereits erwähnt, daß im Mittelpunkt des II. Grades die Einweihung in drei unterschiedliche Symbole und Mantras, verbunden mit der Erlernung ihrer Einsatzmöglichkeiten, steht. In welcher Reihenfolge dieses geschieht, ist dabei völlig unwichtig. Und auch darauf, ob jedes Zeichen für sich oder ob alle auf einmal eingeweiht werden, kommt es nicht an. Wichtig ist lediglich, daß die Einweihung in liebevoller, gründlicher Weise vorgenommen wird und daß der Reiki-Lehrer qualifiziert genug ist, um die Zeichen gut zu erklären sowie die verschiedenen Anwendungsbereiche verständlich und nachvollziehbar zu vermitteln.

Im Verlauf meiner Tätigkeit als Reiki-Lehrer habe ich die Erfahrung gemacht, daß die Teilnehmer zu Beginn eines Seminares sehr motiviert und aufnahmefähig sind. Später bauen sie in ihrer Konzentration langsam ab. Da das Zeichen für Fern-Reiki sehr kompliziert und schwer zu erlernen ist, habe ich mir angewöhnt, dieses Zeichen als erstes vorzustellen. Didaktisch und lerntechnisch gesehen, hat sich dieses Vorgehen als sinnvoll erwiesen. Zumal ich während der Vorstellung des Zeichens erwähne, daß alle anderen Zeichen, die nun noch folgen, einfacher sein werden - einschließlich des Zeichens für den III. Grad.

Die japanische Bezeichnung des Fern-Reiki-Symbols lautet: »Hon Sha Ze Sho Nen«, was auf deutsch soviel heißt wie: »Die Kraft des Geistes herableiten, um Energie jenseits von Raum und Zeit fließen zu lassen.« In der Übersetzung sind die drei wesentlichen Elemente bereits herauszulesen. Erstens geht es darum, das

Potential des Bewußtseins zu nutzen, um etwas zu bewirken; zweitens um die Überwindung von Distanz und drittens um die Relativierung von Zeit. Oder anders umschrieben: Ausgehend von den geistigen Fähigkeiten wird die Kraft der Reiki-Energie aktiviert und fließt in die Hände hinein. Hier jedoch verändert sich der weitere Ablauf im Gegensatz zu den I.Grad-Anwendungen; denn mit Hilfe des dazugehörigen Symbols wie des Mantras »Hon Sha Ze Sho Nen« gelingt es nun der Reiki-Kraft, die Hände zu verlassen und den jeweiligen Adressaten zu erreichen; und das ohne jegliche Herstellung eines direkten Kontaktes. Die Verbindung wird nun sozusagen auf geistiger Ebene hergestellt und über Reiki gehalten.

Wenn von der »Überwindung des Raumes« gesprochen wird, so ist darunter zu verstehen, daß wir bei der Anwendung der Fern-Reiki-Technik nicht mehr gezwungen sind, bei demjenigen, den wir behandeln, die Hände aufzulegen. Der andere kann sich demzufolge im Nachbarraum, in der nächsten Stadt, in einem anderen Land oder irgendwo auf der Welt befinden. Egal wo er sich aufhält: sowie wir einer bestimmten Person Fern-Reiki schicken, beginnt die Heilbehandlung. Und zwar unverzüglich und deutlich spürbar.

Ich erinnere mich an einen Wintertag, an dem ich dick vermummt wie meine Kolleginnen meiner Tätigkeit als Angestellte in einer Apotheke nachging. Allen war kalt, weil die Tür sich ständig öffnete und keiner hatte so recht Lust, sich am Verkaufstresen aufzuhalten ... Plötzlich wurde mir ganz komisch. Ich spürte, wie eine Wärme von unten her in mir hochstieg. Ich wurde davon regelrecht überrascht. Und noch überraschter reagierten meine Kolleginnen, als ich ihnen mitteilte, wie warm mir sei und daß ich mir jetzt einige Sachen ausziehen müsse ... So stand ich nun in Bluse und dünnen Leggins in der Apotheke und alle wunderten sich.

Am Abend, als ich heimkam, fragte mich mein Mann ganz unschuldig, ob mir heute in der Apotheke irgend etwas aufgefallen sei. Anfangs verneinte ich seine Frage, doch dann fiel mir wieder das Wärmegefühl ein. Und dann berichtete er, er habe mir auf dem Rückweg von seiner auswärtigen Arbeit aus dem Zug etwa eine halbe Stunde Reiki geschickt. Nun war das Rätsel gelöst und wir beide um eine Erfahrung reicher.

Wenn schließlich von der »Relativierung der Zeit« gesprochen wird, so ist darunter folgendes zu verstehen: mit Hilfe von Fern-

Reiki läßt sich nicht nur die kontaktlose Behandlung vollziehen, sondern es gelingt genauso leicht, Reiki auf eine andere Zeit als die der Gegenwart zu lenken. Wir können also sowohl vergangene wie zukünftige Ereignisse über den Reiki-Strahl erreichen. Auf diese Weise lassen sich zum Beispiel alte Traumata, bittere Erlebnisse oder kritische Schicksalsschläge, die sich irgendwann früher einmal ereigneten, langsam auflösen. Andersherum ist es genauso möglich, Energie in die Zukunft zu schicken, um bestimmte Ereignisse mit positiver Energie zu versorgen und sie auf diese Weise zu harmonisieren.

Wenn du die Reiki-Kraft anwendest, um bestimmte Ereignisse aufzuladen, so kann es sein, daß diese viel Energie anziehen, später aber dennoch nicht zu deiner Zufriedenheit verlaufen. Hier muß klar unterschieden werden zwischen der »Kraft der Gedanken«, beziehungsweise dem »Prinzip des positiven Denkens« und Reiki. Während du mit Hilfe der Gedankenkraft in der Lage bist, zukünftige Ereignisse so zu beeinflussen, daß sie genauso eintreten, wie du dies dir vorgenommen und visualisiert hast, kann es dir passieren, daß mit Reiki genau die gegenteilige Wirkung einsetzt. Denn Reiki ist nicht logisch erklärbar, sondern orientiert sich an höheren Gesetzen. Es wirkt ohne Absicht des Behandlers. Mir fällt dazu folgendes Beispiel ein:

Vor einiger Zeit bat mich meine Schwester inständig, ihr doch auf Freitagmorgen um 9 Uhr Reiki zu schicken. Hier habe sie ein Vorstellungsgespräch und sie sei so aufgeregt, weil sie die Stelle sehr gern bekommen wollte. Ich nahm ihren Wunsch ernst und schickte ihr mehrmals Reiki. Allerdings nicht auf 9 Uhr, sondern auf das Gespräch an sich, da mir nicht klar war, ob sie wirklich pünktlich an die Reihe kommen würde. Während ich ihr Fern-Reiki schickte hatte ich ein ganz angenehmes und positives Empfinden. Sowohl in den Händen, wo viel Energie floß, wie auch mental, da mir meine Schwester gelöst und lächelnd vorkam ...

Noch am Tage des Vorstellungstermins rief sie mich an und teilte mir mit, sie könne es selbst kaum glauben, wie ruhig, gelassen und gar nicht aufgeregt sie gewesen sei. Sie habe ein gutes Gefühl und war sich fast sicher, ausgewählt zu werden. Nun entgegnete ich ihr, auch ich hätte bei den Reiki-Übertragungen ein recht gutes Gefühl gehabt ... Umso überraschter waren wir beide, daß schließlich doch eine andere Frau eingestellt wurde. Ich frag-

te mich, sollte ich mich so in der Reiki-Kraft getäuscht haben?

Vielleicht zwei Wochen später erhielt ich die Antwort. Denn hier erzählte mir meine Schwester, sie habe ganz überraschenderweise einen Platz an der Uni in Sozialpädagogik erhalten. Und Studieren sei ihr im Moment allemal lieber, als sich Tag für Tag in einem Projekt zur Arbeitsbeschaffung zu engagieren, von dem niemand wisse, wie lange das Geld des Haushaltsetats dafür reiche. Auf diese Weise hat Reiki dafür gesorgt, nicht das kurzfristige, sondern das übergeordnete Ziel zu erreichen.

Um Reiki wie in dem beschriebenen Beispiel zu verschicken, lassen sich verschiedene Techniken der Fernbehandlung unterscheiden. Ich stelle dir einige davon vor:

Fern-Reiki unter Nutzung des mentalen Potentials

1. Nachdem du mit deiner »eingeweihten« Hand das entsprechende Symbol gezeichnet hast, sprichst du mehrmals leise das Mantra dazu. Du nimmst deine Hände vor den Körper und hältst sie so, daß die Handflächen einander zugewandt sind. Allerdings läßt du zwischen beiden einen Abstand von etwa 20 bis 30 Zentimetern. Als nächstes kommt es darauf an, dir mit Hilfe deiner geistigen Fähigkeiten vorzustellen, wohin du die Reiki-Energie verschicken möchtest. Das heißt: Gesetzt den Fall, du willst auf die Kopfschmerzen deines Vaters in diesem Augenblick Fern-Reiki schicken, so stellst du dir den Kopf deines Vaters zwischen deinen Händen vor. Oder du möchtest im Rückgriff eine für dich traumatische Situation ausheilen, in der du als Kind operiert werden mußtest, so stellst du dir den Verlauf und die Umstände der Operation wie auf einer kleinen Bühne zwischen deinen Händen vor. Sollte es jedoch dein Anliegen sein, ein zukünftiges Ereignis mit positiver Energie aufzuladen, so stelle dir dies und den entsprechenden Zeitpunkt zwischen deinen Händen vor. Beispiele hierfür könnten sein: ein Flug in den Urlaub, eine bevorstehende Prüfung oder auch die nächsten Wahlen in deinem Land. Bei mental eingeleitetem Fern-Reiki ist es noch wichtig, darauf hinzuweisen, daß du dir die Situation möglichst neutral vorstellen solltest, um sie nicht durch die Kraft deiner Gedanken zusätzlich zu beeinflussen.

2. Anstatt die Hände mit leichtem Abstand zueinander zu halten, kannst du sie auch gerade und mit den Fingern nach oben von dir weg halten. Die Arme sind bei dieser Technik fast ganz nach vorn gestreckt, so daß sich die Hände etwa in der Höhe deiner Schultern befinden. So eingesetzt, vermittelt dir diese Haltung, im Gegensatz zur ersten Technik, mehr das »Abstrahlen« und »Wegfließen«. Sie kann dir ein offenes Gefühl - ein Gefühl für Weite geben, da dich die Reiki-Energie nach vorn aus deinen Händen heraus verläßt.

3. Solltest du bei der Mental-Behandlung einer nicht anwesenden Person Schwierigkeiten bei der Vorstellung der einzelnen Handpositionen haben, so wird es dir in der Regel helfen, wenn du so tust, als würde die Person direkt vor dir liegen. Das heißt, du verhältst dich bei der imaginierten Behandlung genau so wie bei der Behandlung einer anwesenden Person. Du nimmst also in der Phantasie den Kopf in deine Hände, legst diese später ganz sanft in die Richtung, in der sich der Oberkörper befinden müßte, bewegst sie alsdann zum Bauch hin und veränderst zum Schluß sogar deine Sitzposition, um an die Füße zur Energie-Übertragung heranzukommen.

4. Zum Schluß noch eine Version, die ich selten benutze. Hierzu hältst du deine Hände entweder nebeneinander oder übereinander und legst sie anschließend auf deine Oberschenkel. Hier nun stellst du dir vor, wie die Energie von deinen Händen durch einen Teil deines Körpers fließt und schließlich dorthin abgestrahlt wird, wohin du sie lenken möchtest.

Fern-Reiki unter Nutzung von Hilfsmitteln

1. Wenn es dir nicht so leicht fällt, dir etwas vorzustellen, indem du dich sehr stark darauf konzentrierst, so bieten sich eine Reihe von Hilfsmitteln an. Zum Beispiel läßt sich das Photo einer Person, der du Reiki schicken willst, sehr gut verwenden. Schreibe hierzu auf die Rückseite des Photos den Namen der Person und zeichne neben den Namen noch das Fern-Heilungs-Symbol. Dann stelle das Photo vor dich hin und laß Reiki durch dieses hindurch auf den

Empfänger strahlen. Anstatt das Symbol auf die Rückseite zu zeichnen, kannst du dies auch mit deiner Hand vor dem Photo in der Luft tun. Und wenn es dir lieber ist, dann nimm das Photo zwischen deine Hände. In jedem dieser Fälle findet Reiki sein Ziel.

2. Nun kommt es selten vor, daß jemand, der Reiki praktiziert, ein Bild der Person besitzt, die er behandeln möchte. Es reicht aber auch aus, den Namen und eventuell die Adresse auf ein leeres Blatt Papier zu schreiben und dieses unter Verwendung des Fern-Reiki-Symbols sowie des Mantras zur Energieübermittlung in die Hände zu nehmen. Es mag dir jetzt vielleicht kurios oder unglaubwürdig erscheinen - aber es funktioniert. Die Methode des Aufschreibens eignet sich auch besonders dann gut, wenn du nicht einer Person, sondern einer Situation oder einem Teil der Natur Reiki schicken möchtest. Beispiele hierfür könnten sein: Epidemien und Seuchen, Rinderwahn, aidskranke Kinder in Afrika, die soziale Struktur deiner Heimatstadt, die weltweite Versorgung mit Nahrungsmitteln usw. Die betreffende Situation vermerkst du dann auf dem Zettel.

3. Manchen Menschen hilft es auch, sich statt der bisher beschriebenen Methoden eine Spielpuppe oder einen Teddybären als Übertragungsobjekt zu besorgen. Diese Objekte sollten allerdings neutral sein. Das heißt, du solltest nicht deine Lieblingspuppe nehmen, da an diese zu viele eigene Erfahrungen und Erinnerungen gekoppelt sind. Schau dich mit offenen Augen um und besorge dir dann etwas, was für dich ein gutes Heilmedium symbolisiert. Diesem kannst du dann vor Beginn der Fernbehandlung den Namen der betroffenen Person geben und es anschließend in gehabter Weise mit Reiki behandeln.

Die Möglichkeit, durch die Einweihung in den II. Grad nun Fern-Reiki anzuwenden, birgt eine gewisse Gefahr in sich. Die Gefahr nämlich, sich von nun an aller »erbarmenswerten Geschöpfe« anzunehmen. Beispielsweise könntest du meinen, die alte Oma von nebenan würde unbedingt etwas Frische und Lebenskraft benötigen. Also beginnst du ihr, wie du meinst, in hingebungsvoller Weise täglich Reiki zukommen zu lassen. Nur vergißt du hier womöglich, daß dich die Oma gar nicht darum gebeten hatte. Und vielleicht ist es ihr auch gar nicht recht, wenn da jemand so ohne ihr Wissen in ihr Leben eingreift und vielleicht sogar innere Prozesse auslöst, die sie gar nicht möchte.

Die Nutzung des II. Grades verlangt demzufolge ein hohes Maß an moralischer Verantwortung. Du benötigst für jede Fernbehandlung das Einverständnis der Person, die du mit Fern-Reiki behandeln möchtest. Das heißt, du mußt dir jedesmal die Erlaubnis einholen, um Reiki zu verschicken. Ich glaube kaum, daß es dir angenehm wäre, zu wissen, daß dich jemand beeinflußt, ohne dich darum gefragt zu haben. Ich warne sogar davor, ungefragt auf entfernt lebende Menschen Reiki abzustrahlen Dieses könnte unter Umständen innere oder äußere Prozesse auslösen, die diese womöglich überfordern. Das, wovon du ausgehst, es sei gut für jemand anderen, muß noch längst nicht für den anderen gut sein. Auch bei Fern-Behandlungen gilt: Bevor ich jemanden behandle, benötige ich sein Einverständnis; und ich sollte auch darauf hingewiesen haben, daß Reiki manchmal so etwas wie eine »Erstverschlimmerung« auslösen kann.

Das Einverständnis für eine Behandlung läßt sich auf verschiedene Arten einholen. Der beste Fall wäre, wenn dich jemand um eine Behandlung bitten würde; der zweitbeste, wenn du jemandem eine Behandlung anbieten und der andere erfreut einwilligen würde. Unproblematisch ist es auch, wenn dir jemand sagt, du könntest ihm , wann immer du Zeit hast, Reiki schicken. Schwieriger wird es schon, wenn die Erlaubnis nicht konkret gegeben wurde. Zum Beispiel, wenn du plötzlich hörst, jemand Bekanntes sei erkrankt, liege im Krankenhaus und sei nicht ansprechbar. In so einer Situation wäre es möglich, seinen inneren Helfer, seine innere Stimme, Meister Usui oder irgendeine andere Instanz in dir um Rat zu fragen.

Immer, wenn ich bezogen auf Reiki einen Rat benötige, besinne ich mich auf Dr. Usui. Für solche Fälle kommt es mir vor, als befinde er sich im Inneren meines Hinterkopfes. Und wenn ich ihn höflich bitte, mir eine Frage zu beantworten, so erhalte ich meistens auch eine Antwort. Manchmal ist diese allerdings nicht ganz eindeutig, so daß ich mir die Bedeutung erst nach und nach erschließen muß. Andere Male gibt er aber auch ganz klare Ant-

worten. Beispielsweise wenn ich nachfrage, ob ich einer bestimmten Person Reiki geben soll und er mir eindringlich »Nein, nein nein« zu verstehen gibt. Dann tue ich dies natürlich auch nicht. Oder aber, er nickt mir ganz gutmütig zu, so daß ich daraus schließen kann, alles sei so in Ordnung.

Um Fernbehandlungen mit Reiki durchzuführen, gibt es im Grunde genommen keinerlei zwingende Voraussetzungen. Du kannst die Zeit beim Musikhören genauso nutzen wie eine Fahrt mit der Eisenbahn oder wenn du irgendwo warten mußt. Selbst beim Autofahren habe ich schon Reiki verschickt - obwohl ich das nicht jedem empfehlen möchte. Natürlich wird eine Reiki-Fernbehandlung am effektivsten, wenn sich Reiki-Anwender und Behandelter absprechen. Das heißt, wenn der Behandelte auch konkret weiß, daß sich jetzt irgendwo jemand um ihn kümmert. Deshalb solltest du besonders in der ersten Phase nach Erlernen des II. Grades bestrebt sein, einen Termin zu finden, an dem ihr beide Zeit habt. Dann kannst du dich in Ruhe auf die Fernbehandlung konzentrieren, während es sich dein Partner daheim gemütlich macht und offen ist für das Eintreffen der Energie.

Genauso, wie ein einzelner die Reiki-Energie verschicken kann, kann dies auch von einer Gruppe vorgenommen werden. Durch eine Gruppenbehandlung wird natürlich deutlich mehr Reiki-Kraft abgestrahlt, als wenn nur einer allein damit beschäftigt ist. Vorab sollte abgesprochen werden, wer mit Reiki behandelt oder wohin es geschickt werden soll. Gesetzt den Fall, ihr wollt auf ein politisches Ereignis oder auf Teile der Natur, die sich jeder vorstellen kann, universelle Energie verschicken, so kann das Ziel durch Imaginieren der Situation angestrahlt werden. Wollt ihr jedoch einer eher unbekannten Person eine Fernbehandlung zukommen lassen, wäre es angebrachter, ein Stück Papier mit deren Namen und Adresse, beziehungsweise ein Photo in eure Mitte zu legen, auf das ihr den Reiki-Strahl richtet.

Eine schöne Möglichkeit, die Benutzung der Fern-Reiki-Technik zu ergänzen, besteht im Rezitieren eines Gedichtes. Dieses Gedicht solltest du in Liebe sprechen, während du die einzelnen Striche, beziehungsweise Linien des Symbols zeichnest. Da das Symbol aus insgesamt 22 Einzelbewegungen besteht, ist jede Zeile mehr oder weniger einem Strich zugeordnet. Zum besseren Verständnis habe ich das Gedicht durchnumeriert und hinter jede Zeile die entsprechende Linie des Symbols vermerkt.

Ich gehe in die Unendlichkeit. (1)
Ich fasse den Entschluß, (2)
den göttlichen Kanal aufzubauen (3 und 4)
Ich erinnere mich an die Unendlichkeit. (5)
Ich benötige eine Basis, (6)
um eine Brücke (7)
für das Haus (8, 9 und 10)
des Menschlichen aufzubauen, (11)
für das die Erde die Basis ist. (12)
Ich gehe in die Tiefe, (13)
aus der heraus ich mich an die Unendlichkeit erinnere. (14)
Ich baue den Schutz (15)
für den werdenden göttlichen Kanal auf Erden. (16 und 17)
Ohne Anfang, ohne Ende (18)
habe ich Zugang zum inneren Kind. (19)
Die göttliche Schale, (20)
in die ich vertrauensvoll meine Hände lege. (21 und 22)

Wenn bisher über Beispiele für Fern-Reiki-Anwendungen gesprochen wurde, so bezog ich mich ausschließlich auf Personen oder Ereignisse, die weit weg waren. Du kannst diese Technik allerdings auch für dich selbst anwenden. Insbesondere, wenn du Stellen an dir behandeln möchtest, an die du gar nicht oder nur schwer herankommen kannst. Hierzu zähle ich insbesondere den Bereich des Rückens. Aber auch die Füße sind Körperteile, an die nicht mehr jeder von uns ohne Probleme heranreichen kann. In diesem Fall nutzt du ganz einfach die Technik der Fernbehandlung. Eine weitere Einsatzmöglichkeit wäre das Behandeln von Gruppen. Hierzu zähle ich die Familie, Freundeskreis und so weiter. Aber denke daran, dir zuvor das Einverständnis zu besorgen.

Zum Abschluß dieses Kapitels über die Fern-Reiki-Technik möchte ich noch auf ein Problem eingehen, das nicht übersehen werden sollte. Gerade im Kontext von Fernbehandlungen sind viele Reiki-Praktizierende immer wieder leicht geneigt, die Wirkung von Reiki durch Imaginationen zu ergänzen. Damit meine ich, daß jemand, während er Fern-Reiki zum Beispiel auf eine zukünftige Situation schickt, sich diese Situation besonders angenehm, positiv und zufriedenstellend in seiner Phantasie vorstellt. Er visualisiert also genau das, was er gerne haben möchte.

Natürlich ist so etwas problemlos möglich. Nur sollte dir dabei bewußt sein, daß das kein reines Reiki mehr ist. Denn durch die Kraft deiner Gedanken beeinflußt du den späteren Effekt. Du vertraust der Reiki-Kraft und seiner inneliegenden Intelligenz nur zu einem gewissen Teil. Den anderen möchtest du mit Hilfe deiner Gedanken mitgestalten. Im schlimmsten Falle behindern sich Vorstellungskraft und Reiki gegenseitig - im besten Falle dagegen ergänzen sie sich zu einem harmonsichen Ganzen und unterstützen sich.Um es noch einmal deutlich zu sagen: Beides gemeinsam einzusetzen ist durchaus möglich und manchmal sogar sinnvoll. Nur solltest du dir dabei bewußt sein, was du in dem jeweiligen Fall tust und welche Ebenen du bei der Verbindung von Imagination und Reiki-Anwendung aktivierst.

Mit unseren Gedanken erschaffen wir die Welt.

(Gautama Buddha)

Das Mentalheilungs- oder Emotional-Symbol

Der zweite »Schlüssel zur Lenkung der Reiki-Kraft«, den du im II. Grad erhältst, bezieht sich auf einen gänzlich anderen Einsatzbereich als der erste. Du mußt jetzt erst einmal völlig umdenken. Ich betone diesen Aspekt hier besonders, da ich die Erfahrung gemacht habe, daß viele Reiki-Schüler anfangs Probleme haben, die Möglichkeiten des einen »Handwerkszeuges« gegen die des anderen abzugrenzen.

Das Symbol zur sogenannten »Mentalbehandlung« ist im Gegensatz zum vorherigen einfach und leicht zu erlernen. Es besteht aus insgesamt vier Linien und erinnert ein wenig an ein Gesicht oder die Form der Sphinx. Das Mantra hierfür lautet »Sei-He-Ki« (im Englischen: Say Hay Key) und läßt sich mit: »Blockaden durchbrechen, um Harmonie zu erzeugen« übersetzen. Die deutsche Übersetzung deutet bereits auf die wesentlichen Verwendungsbereiche hin. So läßt sich Sei-He-Ki einsetzen, um gezielt Blockaden aufzulösen oder um eine Harmonisierung zu bewirken. Mit »Blockaden« können körperliche Energiestaus, aber auch zwischenmenschliche und situationsbedingte Spannungen gemeint sein. Wenn es um »Harmonie« geht, so lassen sich darunter Situationen zusammenfassen, die man jetzt (beispielsweise Reinigung von Räumen) oder zukünftig erreichen will. Weiterhin gehören diejenigen Zustände dazu, dic nach der Auflösung von Blockaden entstehen.

Die Wirkung von Mental-Reiki läßt sich in etwa so erklären: Mit Hilfe von Symbol und Mantra gelingt es dir, Reiki auf eine tiefe (oft unbewußte) Ebene zu leiten. Hier wirkt Reiki heilsam, füllt Energielöcher auf, wirkt entspannend und harmonisierend. Auf diese Weise positiv versorgt, beginnt die gestaute Energie in dem behandelten Bereich sich allmählich aufzulösen.

Über die bis hierher beschriebenen Wirkmechanismen hinaus, besitzt Sei-He-Ki insbesondere die Fähigkeit, auf die emotionale, psychische, beziehungsweise gefühlsbetonte Ebene Einfluß auszuüben. Hierzu ein Beispiel: Nehmen wir einmal an, du führst bei jemandem eine Ganzkörper-Behandlung durch. Während du die Hände, wie beim I. Grad gelernt, Position für Position über den Körper wandern läßt, fällt dir auf, daß irgend etwas mit dem Bereich des Herzens nicht in Ordnung ist. Auf deine Nachfrage hin erklärt dir der Behandelte, er spüre sehr oft Beklemmungen im Brustkorb und könne phasenweise nur schwer atmen.

In diesem Fall steht mit hoher Wahrscheinlichkeit zu vermuten, daß es sich hierbei um ein psychosomatisches Symptom handelt; das heißt, um ein Symptom, das weniger körperlich bedingt ist, sondern von seelischen Faktoren ausgelöst wird. Demzufolge wäre es jetzt wenig ratsam, auf der Stufe des I. Grades durch Kontaktwahrung weiterzubehandeln. Denn als II. Grad-Praktizierender verfügst du über die Möglichkeit, Gefühls- oder unbewußte Anteile gezielt zu behandeln. Zeichne deswegen mit deiner eingeweihten Hand das Sei-He-Ki-Zeichen über der Herz-Gegend und sprich das Mantra dazu mehrere Male. Dann bewege deine Hände zu dem betroffenen Bereich hin, nur halte sie jetzt in einigen Zentimetern Abstand zum Körper. Diese Haltung soll verdeutlichen, daß du jetzt weniger die körperliche, sondern mehr die psychische Ebene behandelst. Durch die Kraft des Mental-Symbols wird es dir auf diese Weise leichter gelingen, die gestaute psychische Energie aufzulösen. Bleibe mit deinen Händen in dieser Position, bis sich die Stelle für dich normal anfühlt.

Der Einsatzbereich von Reiki erweitert sich durch die Anwendung des Mental- beziehungsweise psychischen Symbols ungemein. Neben der Heilung von verpanzerten oder nicht gelebten Gefühlen, kannst du es verwenden, um die linke und die rechte Gehirnhälfte auszubalancieren. Dies erhöht das Maß an Frieden und Harmonie in dir. Des weiteren wird das Symbol benutzt, um Probleme auf der zwischenmenschliche Ebene zu beheben. Es kann bei jeder Form von Streß angewandt werden. Auch hilft es bei der Heilung von Suchtverhalten (Eßsucht, Rauchen, Tabletten, Kaffee) und fördert das Erinnerungsvermögen. Dies kann auch besonders sinnvoll sein, wenn jemand Schwierigkeiten hat, sich Namen zu merken oder etwas nicht wiederfindet. Schließlich erhöht es selbst die Wirkung von persönlichen Affirmationen, indem es ein tieferes Eindringen dieser Botschaften in das Unterbewußtsein hinein bewirkt.

Seit meiner Pubertät litt ich unter Übergewicht. Ich konnte mein Eßverhalten kaum steuern, aß unregelmäßig und hatte oft Heißhunger auf Süßes. Was ich jetzt mit 35 Jahren kaum glauben kann, ist daß ich im Begriff bin, abzunehmen. Und das ganz ohne Probleme. Vor etlichen Wochen begann ich als letzte Hoffnung, mich mit Hilfe von Reiki meinem Problem zuzuwenden. Ich behandelte anfangs meinen gesamten Bauch immer wieder mit Sei-He-Ki. Dann kam ich auf die Idee, meine ganzen Unzufriedenheiten über mein Gewicht sowie mein Aussehen aufzuschreiben. Unten auf den Zettel schrieb ich den Satz: »Ich nehme auf gesunde Weise ab und erreiche mein Idealgewicht.« Diesen Zettel trage ich jetzt bei mir und wann immer ich Zeit habe, male ich Sei-He-Ki darüber und lasse Reiki auf den Zettel wirken. Ich freue mich schon auf die Zeit, wenn ich mich endlich ohne Scham im Spiegel betrachten kann.

Noch wesentlich flexibler und breitgestreuter werden die Möglichkeiten von Sei-He-Ki, wenn du es im Zusammenhang mit

Fern-Reiki einsetzt. So läßt sich seine Wirkung nicht nur in Fern-Behandlungen einflechten, sondern du kannst mit seiner Hilfe sowohl alte Traumata auflösen, als auch zukünftige Ereignisse harmonisieren. Selbst als »Schutz-Symbol« kannst du es einsetzen. Lies hierüber im weiteren Verlauf des Buches noch mehr.

Zum Ende der Erläuterung des zweiten Symbols möchte ich dir auch hier wieder ein Gedicht vorstellen, welches du gut bei der Verwendung von Sei-He-Ki einflechten kannst. In den Klammern hinter jeder Zeile findest du die Zuordnung zu den entsprechenden Linien des »Sphinx«-Symbols.

Ich gehe zum Höheren Selbst, zum Mittleren Selbst, zum Inneren Kind. (1)
Ich baue Schutz und Sicherheit in mir auf. (2)
Geschützt und sicher öffne ich mit dem Schlüssel das, was verschlossen ist. (3 und 4)

Energieaktivierung durch das Kraft-Symbol

Als letztes der drei Symbole für den II. Grad möchte ich dir das Kraft-Symbol vorstellen und erläutern. Zeichnerisch dargestellt erinnert dieses in seinen drei Bewegungen stark an die Form einer universellen Energie-Spirale, welche im umgekehrten Uhrzeigersinn verläuft. Als Mantra geschrieben oder gesprochen lautet es: »Cho Ku Rei« (englisch: Cho Ku Ray), was in der Regel mit Begriffen wie Kraft- oder Energieverstärker, aber auch Aktivator übersetzt wird. Die Benutzung von Cho Ku Rei stellt so etwas wie eine Botschaft oder Aufforderung an die universelle Lebensenergie dar. Dies sollte allerdings weniger als Befehl, sondern als liebevolles Ansinnen des Reiki-Schülers betrachtet werden; als Bitte an die universelle Lebensenergie um verstärkten Energie-Fluß.

Wie es das Wort bereits sagt, wird dieses Symbol in erster Linie immer dann eingesetzt, wenn der Reiki-Praktizierende das Gefühl hat, es fließe zuwenig Energie. In dem Moment, wo du während einer Behandlung die Reiki-Kraft intensivieren möchtest, benutzt du Symbol und Mantra zur Energieverstärkung. Dies kannst du für dich selbst tun, aber auch bewußt nur auf diejenige Stelle beziehen, die du gerade behandelst. Dabei ist es davon unabhängig, ob du eine Kontaktbehandlung mit dem Auflegen der Hände durchführst oder ob du Fern-Reiki gibst.

Manchmal, wenn ich jemandem in meiner Praxis Reiki gebe, kommt es mir vor, als würde mein Akku irgendwie vollkommen leer sein. Dies kann zwar eigentlich nicht angehen, da ja die universelle Energie im Überfluß vorhanden ist; und dennoch stimmt etwas nicht. Wenn ich das schon vor der Reiki-Sitzung merke, male ich vor mich einmal in ganz groß das Zeichen zur Kraft-Verstärkung und trete dann mehrere Male ganz konkret hindurch.«

»Für mich stellt das heilige Cho Ku Rei einen Schutz dar. Es schützt mich davor, ausgelaugt, aber auch von negativen Energien befallen zu werden.«

»Es ist faszinierend, zu merken, wie die Verwendung des Kraft-Verstärkers die Intensität der Energie, die bei Behandlungen meine Hände verläßt, um ein deutliches Maß steigert. Ich kann richtiggehend merken, wie das Kribbeln in der Mitte meiner Handflächen zunimmt. Wenn ich möchte, wiederhole ich das Mantra leise immer wieder, um die Stärke von Reiki auf einem höheren Niveau zu halten. In anderen Situationen zeichne ich das Symbol vor meinem geistigen Auge oder mit meiner Zunge im Mund. Es überrascht mich regelmäßig, wie prompt sich die Reaktion in meinen Händen spüren läßt.

Wenngleich Cho Ku Rei erstrangig angewendet wird, um das Fließen der Reiki-Energie zu verstärken, so bietet es eine Reihe weiterer Einsatzmöglichkeiten. Beispielsweise wird es benutzt, das Kraftfeld eines Behandelten zu versiegeln. Du kannst es dir zur Regel machen, jede Reiki-Behandlung mit dem »Versiegeln« abzuschließen. Es kann allerdings auch manchmal sinnvoll sein, bereits während einer Sitzung das Cho Ku Rei einzusetzen. Und zwar bei den Menschen, bei denen die heilenden Energien abfließen, als gäbe es irgendwo ein unsichtbares Loch. In so einem Falle spürst du das Loch mit Hilfe von Reiki auf und versiegelst es alsdann eine Zeitlang mit Cho Ku Rei, indem du das Symbol in die Aura hineinzeichnest und seine Wirkung durch deine Hände für eine Weile hier einstrahlen läßt.

Manche Reiki-Anwender benutzen generell vor jeder Behandlung den Kraft-Verstärker, um mehr Energie zu übertragen. Zwar ist dies ein guter Weg, um sich selbst vor der Aufnahme negativer Energien und Projektionen zu schützen (Schutz-Symbol), doch rate ich davon ab, es generell zu tun. Denn es gibt viele Menschen, die eine sanfte Behandlung eher benötigen als eine sehr kraftvolle. Gerade Menschen, die bei dir zum ersten Mal Kontakt mit der heilenden Ebene der Reiki-Energie erlangen, kann eine forcierte Reiki-Behandlung überfordern. Insbesondere dann, wenn es zu einer Erstverschlimmerung kommt oder wenn die Erfahrung von Reiki und Energie-Fluß von diesen psychisch nicht so recht eingeordnet werden kann. Ich kenne genug Menschen, die trotz wunderbarster Erfahrungen bei ihrer ersten Reiki-Sitzung sich nie wieder meldeten. Und auch Teilnehmer eines II. Grad-Seminares bleiben davon nicht generell verschont. Für manche ist das, was sie hierbei erfuhren, möglicherweise so unglaublich, daß sie Angst davor bekommen und Reiki deshalb zukünftig meiden.

Eine weitere Möglichkeit, das Kraft-Symbol einzusetzen, besteht darin, es zur Reinigung eines Raumes zu verwenden. Es hat die Fähigkeit, Orte, Räume und Häuser von negativer Energie zu befreien. (Selbst Nahrungsmittel kannst du so behandeln.) Und indem du bestimmte Orte unter Verwendung von Cho Ku Rei immer wieder reinigst und sie anschließend in weißes oder goldenes Licht tauchst, machst du aus ihnen nach und nach »heilige Räume«, die du für Meditationen, Heilbehandlungen oder für dich allein sehr gut nutzen kannst.

Letztlich läßt sich Cho Ku Rei auch als Schutz-Symbol verwenden. Durch wiederkehrende Benutzung kannst du dich selbst, deinen Besitzstand, deine Familie, dein Auto oder alles, was dir wichtig erscheint, unter göttlichen Schutz stellen. Reiki wirkt auf allen Ebenen, so daß sich die Schutzwirkung auch auf die verschiedenen Bereiche des Lebens ausdehnen wird. Insofern werden dich körperliche Schäden genauso wie persönliche Angriffe viel weniger erreichen als zuvor.

Während wir im europäischen Raum lediglich ein »Cho Ku Rei« kennen, kommen bei einem Teil der amerikanischen Reiki-Szene zwei Symbole zur Anwendung. So beschreibt unter anderen die amerikanische Reiki-Meisterin Margarette Shelton, man könne das Symbol links- aber auch rechtsherum zeichnen. Im Uhrzeigersinn ausgeführt, würde es uns mit der Energie der Erde sowie vermehrt den »weiblichen Energien« verbinden. Entgegen dem Uhrzeigersinn, wie wir dies in unserem Kulturraum lernen, würde es uns hingegen mit der Energie des Himmels sowie der »männlichen Seite« in Kontakt bringen. Weiterhin betont sie, es würde alle weiteren Symbole in ihrer Anwendung stärken und harmonisieren, wenn man beide Zeichen gleichzeitig ausführt. Das heißt, man zeichnet die uns bekannte Version des Cho Ku Rei mit der linken Hand und vollzieht gleichzeitig mit der rechten die Bewegungen in spiegelverkehrter Weise. Ich hatte bisher noch nicht genügend Zeit, um mir selbst dazu einen Eindruck zu verschaffen. Aber vielleicht wäre es einen Anstoß wert, sich dieser Verfahrensweise ein Stück weit zu öffnen.

Auch diesen Abschnitt möchte ich gern mit dem dazugehörigen Gedicht beenden:

Ich gehe in die Unendlichkeit. (1)
Ich fasse den Entschluß, (2)
einzuhüllen und mit allen Energien zum göttlichen Wesenskern zu kommen. (3)

Sinn und Bedeutung von Einstimmungen

»Großer Geist, Gott im Himmel, Meister Usui, all' ihr aufgestiegenen Meister und Schutzengel, Buddha, Jesus und Höheres Selbst - steht mir bei und helft mir, mich jetzt zu konzentrieren und innerlich zu reinigen. Ich bitte euch, unterstützt mich bei dieser Reiki-Behandlung, damit ich für diesen Menschen ein guter, sauberer Kanal sein kann, der liebevoll und mit guter Motivation die Reiki-Kraft überträgt.«

So oder ähnlich werden sich viele Reiki-Schüler auf die Behandlung einstimmen. Oberstes Ziel der Einstimmung sollte es dabei sein, sich so gut wie möglich innerlich auf die bevorstehende Reiki-Übertragung vorzubereiten. Das heißt, du stellst deinen Körper darauf ein, »universelle Energie« zu empfangen, um sie unter Verschmelzung mit deinen eigenen Anteilen energetisch weiterzugeben. Ein japanisches Sprichwort lautet: »In eine volle Tasse läßt sich kein frischer Tee eingießen.« Übertragen auf Reiki könnte dies bedeuten: Bevor du bereit bist für eine einwandfreie, saubere Übertragung von Heilenergie, mußt du dich erst einmal leeren. Oder anders ausgedrückt: Du mußt dich selbst überprüfen, ob du mit offenem Herzen, klarem Verstand und ungetrübter, reiner Motivation jemanden behandeln möchtest.

Nicht selten schleichen sich, obwohl wir das gar nicht wollen, negative Gedanken ein. Oder wir erleben Gefühle, die eigentlich gar nicht da sein sollten. Die Negativität des Denkens und die unreine Motivation kommen bereits in einem Satz zum Ausdruck, wie: »Na, diesem Menschen muß es ja extrem schlecht gehen. Dem werde ich jetzt mal ordentlich helfen.« Solltest du eine vergleichbare Haltung bei dir kennen, so sollte deine Einstimmung besonders ausführlich sein. Nutze ein längeres Gebet und die wiederholte Anrufung von »Meister Usui«, auf daß er dir helfen möge, das Ausmaß deines Egos zu reduzieren.

Ebenfalls sehr fragwürdig ist es, jemanden zu behandeln, den du als sehr attraktiv erlebst und über den du vielleicht sogar erotische Phantasien entwickelst. Möglicherweise malst du dir schon vor oder zumindest während der Behandlung aus, wie schön es wäre, mit demjenigen zusammen zu sein oder gar intimen Verkehr zu haben. Solche Situationen verlangen von dir ein Höchstmaß an innerer Reinigung und Klärung. Denn die Projektion deiner Träume und Wünsche könnte dem anderen, der von deinen Gefühlen gar nichts mitbekommt, großen Schaden zufügen oder möglicherweise sein Vertrauen in jegliche Form von Heilverfahren zerstören. Nutze deshalb die Phase der Einstimmung wirklich aus und mache dich frei von jeglichem Zwang und Begehren. Nur so verhinderst du, daß deine persönlichen Anteile mit in die Reiki-Arbeit einfließen.

Der Gedanke manifestiert sich als Wort,
Das Wort manifestiert sich als Tun,
Tun entwickelt sich zur Gewohnheit,
Und Gewohnheit verhärtet sich zum Charakter.
Also schau sorgfältig
Auf den Gedanken und seinen Lauf,

Und laß ihn der Liebe entspringen,
Die aus dem Respekt für alles Leben geboren wird.

(aus: Dharma Teachings)

Insbesondere bei der Anwendung des II. Grades kommt der Einstimmung viel Bedeutung zu. Wenn du Reiki verschicken möchtest, benötigst du ein hohes Maß an Konzentration sowie ein besonderes Maß an Verantwortungsbewußtsein. Das bedeutet, daß du in der Lage sein solltest, für dich und vor dir moralisch einwandfrei zu handeln. Sollte es dir im übrigen schwerfallen, dich genügend zu konzentrieren, um auf mentale Weise Reiki zu übertragen, so lies das anschließende Kapitel besonders aufmerksam.

Reiki ist eine uralte Methode, die ursprünglich nur im geheimen existierte und in die nur Personen eingeweiht wurden, die sich durch ihr inneres Wachstum wie auch ihre Lebensführung dafür empfohlen hatten. Wenn dies heutzutage anders gehandhabt wird, so ist das, meine ich, ein doppelter Grund, gerade für die Schüler, die in den II. Grad eingeweiht sind, danach zu streben, Reiki so pur wie möglich zu praktizieren. Und wenn sich schon persönliche Anteile in die Übertragung von Reiki einschleichen, dann sollten dies Eigenschaften und Gefühle sein wie: Nähe, Zuwendung, liebevoller Umgang, der Wunsch zu helfen oder die buddhistische Haltung »heilender Hinwendung«.

Das »meditative Wahrnehmen« im Kontext einer Reiki-Anwendung

Ein Gesichtspunkt, der bei der Arbeit mit den Techniken des II. Grades von großer Bedeutung ist, ist der Bereich unserer geistigen Fähigkeiten. Und gerade in diesem Bereich sind die meisten von uns nur sehr schlecht geschult. Dies mag daran liegen, daß wir in unserer westlichen Welt am liebsten nur das bewerten, was wir sehen können. Es mag aber auch eine gewisse Angst damit in Verbindung stehen, die viele von uns befällt, wenn wir anfangen, in unser Inneres hineinzuschauen. Und dennoch funktionieren große Teile des II. Grades nur dann, wenn wir darin geschult sind, unsere mentalen Fähigkeiten zu nutzen.

Bereits von Buddha stammt die Feststellung, wir seien weniger die Herren in unserem Körper, sondern mehr die Sklaven unserer Reaktionen. Und genau das trifft auch heute noch auf uns zu; denn wir haben nicht gelernt, den Prozeß des Wahrnehmens und unsere Reaktionen auf äußere Einflüsse unter Kontrolle zu bringen. In unserem Kopf kreisen ständig Gedanken umher, wir können schlecht abschalten und haben Probleme, uns auf eine einzelne Sache zu konzentrieren. Aus diesem Grunde stelle ich hier das Prinzip des »meditativen Wahrnehmens« vor, das dir helfen wird, das Maß deiner Konzentrationsfähigkeit zu steigern.

Ausgangspunkt für jegliche Art von Bewußtseinsarbeit ist erst einmal die Fähigkeit, sich vor seinem geistigen Auge die Dinge plastisch vorzustellen, die man gern bearbeiten möchte. Allgemein wird diese Methode mit Begriffen bezeichnet wie: »kreatives Visualisieren«, Imaginieren oder Arbeiten mit Tagträumen. An einem Beispiel dargestellt hieße das: Will ich einer Person Reiki schicken, ohne daß diese unmittelbar anwesend ist, so muß ich mir diese Person mental erst einmal gut vorstellen können. Sonst würde Reiki nicht wissen, wohin es fließen soll. Kinder besitzen diese Fähigkeit noch in ganz besonderem Maße. Sie können vor sich hinträumen und sich in Phantasiewelten begeben, so daß sie nicht selten zu hören bekommen »Na, nun träum mal hier nicht soviel!«

Im Gegensatz zu den Kindern haben viele Erwachsene durch die Art der Lebensführung (Hektik, Streß etc) die Fähigkeit zum Visualisieren oft weitestgehend verloren. Deshalb müssen sie ihre verlorenen Fähigkeiten erst einmal wiederentdecken und weiterentwickeln. Reiki bietet hierbei eine wesentliche Unterstützung an: Schon bei der Einweihung in den I., mehr noch bei der Einweihung in den II. Grad, wird das Stirnchakra energetisch geöffnet. Demzufolge nehmen Intuition und Hellsichtigkeit bei einem Reiki-Schüler von Beginn an deutlich zu und bilden die Voraussetzungen dafür, gut visualisieren zu können.

Außerdem läßt sich die Reiki-Kraft noch zusätzlich einsetzen, indem du dir die Hände auf die Schläfen legst und so beide Gehirnhälften mit ausgleichender Energie versorgst. Vom Ausgleich der Gehirnhälften profitiert in der Regel die rechte Hirnhälfte, die für die kreativen Anteile zuständig ist und bei uns Europäern in der Regel nur schwach entwickelt ist. Denjenigen, die in diesem Bereich weiter an sich arbeiten möchten, sei das Buch »Die Bildersprache der Seele« von Renate B. Stadler-Straub, erschienen im Peter Erd Verlag, empfohlen.

Um nun das, was ich unter dem Prinzip des »meditativen Wahrnehmens« verstehe, zu veranschaulichen, möchte ich vorab ein Bild entwerfen: Einmal angenommen, du bist Besitzer eines wilden Schafes, welches ständig bestrebt ist, seine Impulse auszuleben, wird es dir wenig helfen, dieses Schaf einzusperren. Willst du es in deinem Sinne positiv beeinflussen, so gib ihm eine ausgedehnte Weide, wo es sich austoben kann. Laß ihm die Freiheit, alles zu tun, was es will ... Während es dies tut, gibt es allerdings drei unterschiedliche Möglichkeiten für dich, darauf zu reagieren: Die erste wäre, ihm keine Beachtung zu schenken. Dies wäre die schlechteste Taktik. Die nächste wäre der Versuch, das Tier nach und nach mit Gewalt unter Kontrolle zu bringen. Das wäre die zweitschlechteste. Die beste Taktik jedoch wäre, das Schaf nur zu beobachten, ohne zu versuchen, es zu führen. Es behielte den Raum, sich auszutoben und würde auf diese Weise nach einer gewissen Zeit ganz von selbst ruhig und friedlich werden.

Das, wofür das »wilde Schaf« im übertragenen Sinne steht, sind unsere eigenen unruhigen Gedanken, unsere Süchte, Spannungen und Gereiztheiten; das, was uns immer wieder in die Quere kommt und uns aus unserer Mitte herausreißt. Wollen wir nun gezielt mit dem II. Grad arbeiten und durch die Aktivierung unseres Bewußtseins beispielsweise eine der Mentaltechniken benutzen oder Fern-Reiki verschicken, so geht dies nicht, ohne zuvor unseren Geist zur Ruhe gebracht zu haben. Denn das Motiv oder Bild würde vor unserem geistigen Auge ständig wieder verschwinden. Wir würden uns abgelenkt fühlen und hätten große Probleme, die Reiki-Kraft dorthin zu kanalisieren, wohin wir sie eigentlich lenken möchten.

Eine Reiki-Schülerin beklagte sich vor einigen Jahren mit den Worten bei mir: »Was du uns da über den II. Grad erzählt hast, stimmt hinten und vorne nicht. Reiki wirkt sich gar nicht positiv auf den Behandler aus. Denn wenn ich Reiki verschicke, werde ich immer müder. Es strengt mich unheimlich an. Ich habe schon gar keine Lust mehr dazu ...« Im weiteren Verlauf der Unterhaltung wurde dann deutlich, daß diese Frau sehr große Schwierigkeiten hatte, sich auf eine Sache zu konzentrieren. Das galt im kleinen (z. B. bei Meditationen), wie im großen (Ausrichtung auf eine bestimmte Berufsperspektive). Aufgrund der geschilderten Situation empfahl ich der Frau, Fern-Reiki vorläufig nur in begrenztem zeitlichen Umfang zu versenden. Gleichzeitig sollte sie beginnen, sich im »meditativen Wahrnehmen« und Meditieren zu üben.

Beim meditativen Wahrnehmen wird kein Ziel im eigentlichen Sinne vorgegeben oder angestrebt. Alle Impulse sollen lediglich neutral registriert oder angeschaut werden. Es kommt einzig und allein darauf an, sich in beobachtender Weise mit einem Problem, einem Gefühl, einem Menschen, einer Situation oder sich selbst auseinanderzusetzen. Im Mittelpunkt steht kein starres Wollen oder Müssen, auch keine erzwungene Problemlösung, sondern die Annäherung.

Vergleichen läßt sich das meditative Wahrnehmen mit der buddhistischen Haltung der »gelassenen Achtsamkeit«. Diese besagt, es sei sowohl im Alltag wie in spiritueller Hinsicht belanglos, Gefühle zu unterdrücken oder auszuleben. Es sei einzig und allein wichtig, alles ganz bewußt wahrzunehmen, um es dann loszulassen. So soll das Beobachtete unbeeinflußt von unserem Denken und Wollen seine Wirkung entwickeln.

Bezogen auf die Reiki-Anwendung bei Fern-Behandlungen kann dir dieses Prinzip auf zweierlei Weise helfen. Es kann dich erstens frei machen von dem inneren Druck zu helfen, der möglicherweise auf dir lastet; denn es erlaubt dir, zu erkennen, daß du letzten Endes nur ein Kanal mit der Fähigkeit bist, universelle Energie auf ein bestimmtes Ziel abzustrahlen. Und es erleichtert dir zweitens, gelassen zu bleiben, wenn du den Kontakt mit dem »Zielobjekt« nicht beständig aufrechterhalten kannst.

Genau wie kein Mensch das »wilde Schaf« mit Gewalt kontrollieren kann, so wenig läßt sich Reiki als willentliche Heilkraft anwenden. Was du machen kannst, wenn du jemand anderem Energie zukommen läßt, ist einzig und allein, wahrzunehmen, was sich ereignet. Denn ob Reiki am Zielort seine universelle Heilkraft tatsächlich zur Wirkung bringt, das kannst du letzten Endes nicht beeinflussen - höchstens achtsam beobachten.

Und auf diese Weise angewandt birgt das meditative Wahrnehmen noch eine besondere Chance in sich. Es bietet dir, wenn du dich ganz leer gemacht hast, die Möglichkeit der Diagnose. Damit meine ich, daß du nach und nach durch die Praxis »achtsamer Gelassenheit« (egal ob bei Fern-Reiki oder bei der Kontaktbehandlung) ein Gespür dafür entwickeln wirst, was sich im anderen abspielt. Um das zu veranschaulichen, was ich damit meine, möchte ich dieses Kapitel mit einem Beispiel dazu beenden:

Während eines Urlaubes in Österreich war ich zu Gast bei Freunden. Hier bekam ich mit, daß die elfjährige Tochter wirklich sehr gut in der Schule war - ausgenommen in Mathe. Besonders, wenn hier eine Klausur anstand, konnte das Mädchen schon zwei Tage vorher nicht mehr richtig schlafen. Auch entwickelte sie starke innere Unruhe und auf körperlicher Ebene immer wieder auftretende Magen-Schleimhaut-Entzündungen ... Nun stand morgen wieder eine Mathe-Arbeit an und ich fragte sie, ob ich ihr eventuell Reiki schicken sollte. Sie bejahte dies und so spielte sich am nächsten Tag folgendes ab:

Während ich vormittags in den Bergen zu Fuß unterwegs war, rückte die Zeit der Mathe-Arbeit heran. So stimmte ich mich auf Reiki ein und begann, mich auf das Mädchen zu konzentrieren. Es funktionierte alles ganz gut, ich war allein und in angenehmer Umgebung der Natur. Nach etwa 35 Minuten spürte ich, wie ich unruhig wurde. Ich hatte das Gefühl, irgend etwas würde nicht mehr stimmen. So brach ich die Reiki-Behandlung ab und blieb etwas im Ungewissen, was in der Klasse wohl vorgefallen war.

Am Nachmittag traf ich das Mädchen dann wieder und befragte sie zum Verlauf der Klausur. Sie erzählte mir, wie sie erst sehr aufgeregt war und allmählich immer ruhiger geworden war. Auch ihre Hände wurden nach wenigen Minuten ganz angenehm warm. Beides hatte sie in den letzten Jahren noch nie in einer Mathe-Arbeit erlebt. Als sie mir dann noch erzählte, daß sie sich sehr gut auf die einzelnen Aufgaben konzentrieren konnte, war ich mir endgültig sicher, daß Reiki hier zur vollsten Zufriedenheit gewirkt hatte und ich stellte dem Mädchen fast triumphierend die letzte Frage: »Na, und du bist bestimmt schon vor Ende der Stunde fertiggeworden, oder?« Und so hörte ich die Erklärung für meine Unruhe, die nach etwa 35 Minuten eingesetzt hatte; denn das Mädchen hatte genau zu dieser Zeit ihre Aufgaben abgegeben und den Raum verlassen ...

Wochen später hörte ich von der Mutter, ihre Tochter habe zum ersten Mal in ihrem Leben in Mathe eine »Zwei« geschrieben ... Und man mag es glauben oder nicht: Bis heute sind die Beschwerden vor Mathe-Arbeiten nicht wieder aufgetaucht.

4. Kapitel

Reiki in Beziehungen

Wer sich auf den Weg der Erleuchtung begibt, der bedarf der anderen. Will man nämlich zur Erleuchtung gelangen, muß man sich in der überaus wichtigen Praxis von Geduld üben. Um aber Geduld zu erlernen, braucht man einen Gegner. So sind Gegner auch äußerst hilfreich.
(Dalai Lama)

Ich habe dieses Kapitel weit nach vorn gestellt, da es sich mit dem Zusammenspiel zwischen verschiedenen Menschen beschäftigt. Und ich habe das Gefühl, daß wir uns in unserer immer hektischer werdenden Zeit menschlich immer weiter voneinander entfernen. Demzufolge wird dieses Kapitel auf Methoden eingehen, die geeignet sind, den Zusammenklang zwischen Menschen wieder zu verbessern und zu intensivieren. Es wendet sich an Reiki-Schüler, die gemeinsam miteinander wachsen wollen. Gerade hierfür bietet sich das Handwerkszeug des II. Grades an. Darüber hinaus wendet sich dieses Kapitel aber auch an solche Menschen, die an ihren Partnerschaftsproblemen arbeiten möchten. Denn die Verwendung von Reiki wirkt sich insbesondere dort positiv aus, wo schier unüberbrückbare Spannungen das Leben zweier Menschen belasten.

Dieses Kapitel wird dir dabei helfen, zu erkennen, wie leicht du geneigt bist, die Schuld für etwas beim anderen zu suchen, statt zuerst einmal bei dir selbst Ausschau zu halten. Es soll dir bewußt machen, wie wir fast täglich aufs neue in eine Haltung verfallen, andere zu be- oder zu verurteilen; und daß wir dabei regelmäßig das Streichholz im Auge des anderen, statt den Balken in unserem eigenen Auge erkennen.

Gefahren für die Partnerschaft

Beziehungen werden oft eingegangen aus einem Gefühl höchster gegenseitiger Anziehung heraus. Wir finden etwas im Partner, was wir bei uns selbst vermissen. Oder wir entdecken Parallelen zwischen uns und dem anderen, die in uns die Hoffnung erwecken, wir könnten uns gegenseitig unterstützen und die eigenen Stärken noch mehr ausbauen. Doch oft passiert nach einer anfänglichen Zeit der Zweisamkeit und Harmonie schnell folgendes:

Trotz bester Absicht und Motivation beginnt die Partnerschaft zu leiden. Die guten Gefühle und Vorsätze werden vergessen. Die Umstellung vom Single-Leben hin zu einem Leben zu zweit geht nicht so reibungslos vonstatten wie erhofft. Das höhere Maß an Nähe ist zwar sehr angenehm, doch bringt es auch Probleme mit sich. Leider bist du oft so beschäftigt mit dir, daß du die schleichenden Veränderungen kaum bemerkst. Absprachen zwischen Tür und Angel, eine rasch notierte Nachricht oder ähnliches fördern eine schleichende Entfremdung, die für den Fortbestand einer guten Beziehung sehr gefährlich werden kann, wenn man nichts dagegen unternimmt.

Immer mehr kritisiert man sich gegenseitig. Sie bemängelt zum Beispiel, daß er schon wieder zu spät nach Hause kommt und für sie keine Zeit hatte. Er hält ihr vor, daß sie den ganzen Tag wieder nichts in der Wohnung geschafft habe, während er arbeiten war. Beide lassen die inneren Spannungen, die im Grunde genommen gar nicht durch den Partner verursacht worden sind, an genau diesem aus. Nur vergessen beide bei allen Konflikten und Streitpunkten, die sich im zwischenmenschlichen Alltag ergeben, daß es sich hierbei nur um die Spitze des Eisberges handelt und daß darunter ganz andere Ursachen schlummern. Aber wohin soll man sonst mit all seinem Druck, seiner Wut und seinem Frust? Da kommt irgendein Anlaß immer gelegen ...

Eine besonders gefährliche Zeit für Beziehungen setzt dann ein, wenn ein Baby angekommen ist. Dieses bringt neben der zeitweilig lästigen Mehrarbeit aber oft so viel Schönes und Neues in das Leben zweier Menschen, daß beide sich am liebsten nur noch als Mutter oder Vater sehen. Ein Baby kann dabei die Eltern derart in ihren Gefühlen und ihrer Entwicklung anregen, daß sie sich als

Beziehungspartner aus den Augen verlieren. Beide schenken dem Kind die gesamte Aufmerksamkeit und Liebe, während sich ihre Beziehung immer mehr auseinanderbewegt.

Vor der Geburt unseres Sohnes hatten wir uns fest vorgenommen, uns von ihm nur unwesentlich in unserer Freiheit beeinträchtigen zu lassen ... Später mußten wir einsehen, daß wir an eine Illusion geglaubt hatten. Wir mußten sehr viel lernen. Immer wieder gab es Streit zwischen uns, da die Nerven teilweise blank lagen. Und manches Mal dachte ich an Trennung ...

Und dann kommt irgendwann der Tag, an dem ihr euch womöglich fragt: »Was ist aus all der Liebe und Begeisterung geworden, die einmal zwischen uns herrschte?« Und ihr vergleicht eure alten Erinnerungen mit dem Bild von heute und merkt dabei, daß ihr vergessen habt, an eurer Beziehung zu arbeiten. Partnerschaften oder Ehen funktionieren nicht von selbst. Sie müssen täglich neu mit Leben erfüllt werden. Sonst verwelkt die Liebe wie eine Blume, die zu wenig Licht und Wasser bekommen hat.

Der erste Schritt

Wenn du merkst, daß deine Beziehung zum Partner nicht mehr in Ordnung ist, dann sollte der erste Schritt darin bestehen, daß du dir ganz konkret und ausführlich die Gründe für deine Unzufriedenheit bewußt machst. Je klarer du das benennen und mit realen Beispielen verdeutlichen kannst, was dich stört oder was du vermißt, um so plausibler wirst du dies deiner Partnerin oder deinem Partner erklären können. Denn wichtig für das weitere Vorgehen ist, daß beide gemeinsam ihre Situation auch als Problem erkennen und bereit sind, sich offen darüber auszusprechen. Außerdem müßt ihr beide gleichermaßen bereit sein, Zeit in Reiki-Behandlungen zu investieren.

Wenn ihr eure Beziehung verbessern und intensivieren wollt, so erstellt als ersten Schritt zwischen euch so etwas wie einen Vertrag, in dem ihr festlegt, wieviel an »besonderer Zeit« ihr bereit seid, dem anderen täglich zur Verfügung zu stellen. Die einfachste Möglichkeit, von nun an eure Beziehung positiv zu beeinflussen, besteht darin, gemeinsam mit Hilfe von Fern-Reiki regelmäßig Energie auf die zwischenmenschlichen Problembereiche zu schicken. Verwendet dabei zusätzlich das Sei-He-Ki-Symbol, um einerseits die bestehenden Blockaden aufzulösen und andererseits mehr harmonisches Miteinander zu verbreiten. (Sollte nur einer von euch über Reiki verfügen, so kann er Reiki für euch gemeinsam schicken.)

Diese Übung jeden zweiten oder dritten Tag für einige Wochen angewendet, wird in der Vielzahl der Fälle bereits die leichteren zwischenmenschlichen Spannungen beseitigen; denn ihr verbringt wieder mehr Zeit miteinander, habt ein gemeinsames Ziel und erlaubt der Reiki-Kraft, in eurem Sinne verstärkt wirksam zu sein.

Reiki bei gegenseitigen Vorhaltungen

Streitgespräche, Spannungen und immer wiederkehrende Versuche, Konflikte zu lösen, sind deutliche Symptome dafür, daß etwas an den Grundlagen einer Partnerschaft nicht mehr stimmt. Selbst wenn derartige Auseinandersetzungen zum Ziel haben, etwas zum Positiven zu verändern, fördern sie dennoch selten das Verständnis für den anderen. Ganz im Gegenteil: Direkte Kritik oder Umerziehungsversuche wirken sich eher negativ auf eine Partnerschaft aus. Sie bringen mehr Probleme mit sich als sie lösen helfen. Auch provozieren sie die Haltung beim anderen »Jetzt erst recht nicht!« Und damit verfestigen sich die Fronten. Zwischen den Partnern dreht sich alles im Kreis.

Sollte sich das Muster täglicher Vorwürfe mit anschließender Verteidigung, Gegenwehr und Rechtfertigung bei euch wie beschrieben eingeschliffen haben, so könnt ihr mit Hilfe von Reiki dieser mißlichen Situation auf den Grund gehen. Allerdings reicht auch hier, wie bei der zuvor beschriebenen Technik der I. Grad nicht aus, da dieser überwiegend auf die körperliche Ebene begrenzt ist. Hier gilt es, die emotionalen Hintergründe dafür herauszufinden, warum einer den anderen nicht mehr akzeptieren kann und ihn deswegen zu ändern versucht und diese aufzulösen.

Die hierzu verwendete Technik heißt *Sich-im-anderen-sehen* und nimmt je nach Situation zwischen 30 und 40 Minuten in Anspruch:

Übung

Setze dich gemütlich hin, schließe die Augen, zentriere dein Bewußtsein und stimme dich erst einmal auf die Reiki-Energie ein. Nimm dann über das psychische Symbol des II. Grades bewußt Kontakt zu deinem Inneren auf, indem du bei geschlossenen Augen beide Hände in die Nähe deines Herzens bringst. Halte sie horizontal, und zwar so, daß sich die rechte Hand unterhalb deines Halses und die linke in der Mitte deines Brustbeines befindet. Laß zwei bis drei Zentimeter Platz zwischen Körper und Händen. Jetzt verweile einige Minuten in dieser Position. Spüre, was sich bezogen auf das Thema »Beziehungskonflikte« in dir tut. Vielleicht steigen Gefühle, Empfindungen, Gedanken oder auch Bilder in dir auf. Spüre und beobachte alles, was sich dir zeigt.

Ein Hinweis zwischendurch: Verfolge den weiteren Verlauf dieser Übung weniger in dem Bewußtsein, dein Ego stärken und den anderen beeinflussen zu wollen, sondern mehr in dem Wunsch, etwas über dich herauszufinden. Es geht hier nicht darum, deinen eigenen Machtanteil zu vergrößern. Vielmehr solltest du bestrebt sein, dich auf die Suche nach der unbekannten Seite in dir zu machen. Wenn dir klar wird, daß dein Gegenüber dir lediglich deine eigenen abgelehnten Schwachpunkte zeigt, kannst du selbst innerlich wachsen.

Setze nun die Behandlung fort, indem du dir deinen Partner beziehungsweise deine Partnerin in einer Szene oder Situation vorstellst, in der es zwischen euch zu einem Streit gekommen ist. Während du die Hände für die Reiki-Versorgung deines Inneren wie gehabt nahe des Herzens beläßt, solltest du nun vor deinem inneren Auge alles das auftauchen lassen, was es an Vorhaltungen, Gegensätzlichkeiten, Entschuldigungen, Verletzungen und so weiter gegeben hat. Beobachte mit Hilfe deiner Erinnerung genau die Körperhaltung, Mimik sowie die Entwicklung des weiteren Disputs. Was hast du gesagt? Wie hast du reagiert? Und wie verhielt sich dein Gegenüber? (In der Folge werde ich aus Gründen der Einfachheit nur noch die männliche Form verwenden.)

Die Nutzung der Reiki-Energie erweitert hierbei deinen Bewußtseinszustand und ermöglicht es dir, die gestaute zwischenmenschliche Energie aufzulösen. Dadurch wirst du dich selbst anders als im Alltagsbewußtsein erfahren.

Im nächsten Schritt geht es darum, das zu durchschauen, was sich zwischen dir und deinem Partner wirklich abspielt. Es gilt für dich zu erkennen, was es ist, was du bei deinem Gegenüber verändern willst. Auch geht es um die Frage, warum du den anderen nicht so lassen kannst, wie er ist. Dafür mußt du die Haltung deiner Hände verändern. Beide solltest du jetzt in eine senkrechte aufgerichtete Stellung bringen, ohne den Kontakt zur Energie-Ebene zu verlieren. Halte die Hände jetzt bitte so vor deinem Herzen, daß sich die Handflächen ganz leicht berühren. Nun stell dir vor, daß jede deiner Hände einen von euch beiden repräsentiert. Du selbst bist mit der linken, dein Partner mit der rechten Hand verbunden.

Nimm wahr, was sich in deinem Gefühl verändert, wenn sich der Abstand zwischen den Händen (das heißt zwischen euch) vergrößert. Ist es entlastend oder beängstigend, macht es dich neutral, gefühlskalt oder ist es eher befreiend? Bringe nun die Hände, die jetzt jede für sich genau für einen von euch beiden stehen, in die optimale Distanz zueinander. Dies kann sehr nahe zueinander, aber auch sehr weit voneinander entfernt sein. Probiere eine Weile ruhig aus, wie es ist, wenn die Hände weiter auseinander oder doch wieder etwas dichter zusammen sind. Laß dir Zeit, wirklich die optimale Distanz zu finden.

Nun kommen wir zum zentralen Punkt: Während die Reiki-Energie weiterfließt, sollst du selbständig damit beginnen, dich mit Hilfe deiner Konzentration beziehungsweise deiner Gedanken mental mal mehr der einen und dann mehr der anderen Seite zuzuwenden. Sieh dich anfangs links bei deinen eigenen Vorhaltungen. Wechsle bald darauf im Geiste zu deinem Gegenüber mit seinen Reaktionen auf der rechten Seite. Bleibe auf jeder Seite so lange, bis du das Gefühl hast, den Kontakt zur jeweiligen Realität auch wirklich hergestellt zu haben. Wiederhole das Hin- und Her der Konzentration so oft, bis du spürst, daß sich etwas in deinem Inneren zu öffnen beginnt. Die Reiki-Energie wird diesen Prozeß beschleunigen. Vielleicht spürst du bald ein Nachlassen deiner emotionalen Verhärtung, deiner Angespanntheit, vielleicht ein Gefühl von Traurigkeit oder auch Liebe.

Erst wenn sich die Veränderungen in dir deutlich manifestiert haben, solltest du das Abgleichen der beiden Seiten allmählich beenden. Hierfür bewegst du ganz langsam beide Hände wieder aufeinander zu. Gleichzeitig näherst auch du dich mental deinem Gegenüber, mit dem der Konflikt bestand. Verfahre hierbei ganz langsam, um das aufgebaute Energie-Niveau nicht zu zerstören.

Irgendwann sind sich die Hände wieder näher, bald ganz nahe. Zuletzt wird es nur noch möglich sein, die Hände noch dichter zueinander zu bewegen, wenn beide Personen in deiner Phantasie allmählich mehr und mehr miteinander verschmelzen. Verlangsame an dieser Stelle eventuell die Bewegung der Hände nochmals, so daß du ganz bewußt spüren kannst, wie ihr beide immer mehr eins werdet. Schließlich gibt es nur noch eine Einheit. Ihr verkörpert beide ein- und dasselbe. Ihr seid wie Vorder- und Rückseite ein- und derselben Medaille. Alles ist in euch und alles ist in dir ...

Du erkennst dich im anderen wieder mit all seinen Stärken und Schwächen. Und wenn du magst, dann entschuldige dich für alles, was du deinem Partner in der Vergangenheit angetan hast. Womöglich möchtest du ihm aber auch für alles danken, wozu er dich veranlaßt oder ungewollt genötigt hat. Selbst wenn es dir zum damaligen Zeitpunkt wehgetan hat ...

Zum Abschluß der Übung nimmst du ganz langsam die Entspannung wieder zurück, bedankst dich bei Meister Usui und allen »Helfern« und beendest die Reiki-Sitzung. Allerdings nicht, ohne Reiki zu erlauben, auch in den nächsten Stunden und Tagen in dir weiterhin wirksam zu sein.

Reiki bei sexuellen Schwierigkeiten

Die Zahl derer, die unter sexuellen Störungen oder Lustlosigkeit leiden, nimmt ständig zu. Dies kann die unterschiedlichsten Anlässe haben: Meinungsverschiedenheiten, Unlust, Sorgen, fehlende Zeit und Geborgenheit, Überlastung oder Streit. Hinzukommen können zusätzliche Probleme durch Hausbau, Wohnungssuche, Finanznöte oder vieles mehr. Fast immer spielt die Psyche nicht mehr mit. Nur selten lassen sich Gründe für die Funkstille in der Liebe auf der körperlichen Ebene finden. Inzwischen werden fehlende sexuelle Leidenschaft und Langeweile im Bett bei fast 35 Prozent aller Scheidungen als Begründung angegeben.

Wenn Männer immer weniger Interesse an ihren Frauen zeigen, so stürzt es diese in Eifersucht, Wut oder Panik. Sie empfinden sich als weniger attraktiv und geliebt als früher. Andererseits leiden Männer genauso unter der fehlenden Lust. Es ist ihnen oft sehr peinlich, wenn sie immer weniger Leidenschaft entfachen können. Deshalb versuchen viele von ihnen das Problem zu verbergen. Manchmal wird Liebesentzug auch ganz gezielt als Strafe eingesetzt, weil sich einer über den anderen geärgert hat. Manchmal entstehen Ekelgefühle oder Ängste, berührt zu werden. Und manchmal schläft das Begehren einfach ein, weil der Kopf zu voll ist mit Dingen, die es täglich zu erledigen gibt oder weil der Rausch der Anfangsverliebtheit allmählich verflogen ist.

Nachdem unser Baby da war, dachte ich an alles andere als an Sex. Ich wurde eingebunden in einen vollgestopften Tagesablauf und fiel abends todmüde ins Bett. Auch mein Mann schien keine große Lust zu haben, mit mir zu schlafen. Als ich dann so ganz allmählich wieder auftaute, wollte es zwischen uns nicht mehr so recht klappen. Die Lust aufeinander schlief auf diese Weise nach und nach ein ...

Während die Lösungsversuche, die zum Beispiel eine Eheberatungsstelle geben würde, mehr im praktischen Bereich angesiedelt sind (Veränderung der Sexualpraktiken, Schaffung von mehr häuslicher Atmosphäre, festgelegte Abstinenzzeiten), setzt Reiki mehr auf der energetischen Ebene an. Es stärkt die Selbstheilungskräfte, harmonisiert die Zweisamkeit und behebt mehr die dahinter liegenden Ursachen. Deshalb werde ich dir nun im folgenden einige Möglichkeiten vorstellen, wie du Reiki im Kontext verschiedener sexueller Schwierigkeiten anwenden kannst:

Sollten die Gründe für sexuelle Schwierigkeiten eher körperlich bedingt sein, so bietet sich eine **Lokalbehandlung durch Auflegen** der Hände an. Zum Beispiel, indem du deinen Unterleib mit Reiki versorgen läßt. Lege dich dafür zuerst auf den Bauch und laß deinen Partner für jeweils einige Minuten deine Nierengegend, dann den Übergang zwischen Rücken und Gesäß, daraufhin den unteren Teil deines Gesäßes und schließlich den Bereich zwischen deinen Beinen mit Reiki-Energie behandeln.

Anschließend drehst du dich um, so daß dein Partner seine Hände nun auf den Bereich unterhalb des Bauchnabels legen kann. Zum Ende der Behandlung legt er dann seine Hände über dein Geschlechtsteil, so daß die Reiki-Kraft nach den vorbereitenden Positionen hier nun ganz gezielt und intensiv fließen kann. Du solltest bestrebt sein, diese Behandlungsmethode, die etwa eine halbe Stunde Zeit in Anspruch nimmt, möglichst an mehreren Tagen nacheinander durchzuführen, um Reiki die Chance zu bieten, seine harmonisierende Kraft voll und ganz zu entfalten.

Gesetzt den Fall, es hapert bei euch beiden im körperlichen Bereich, so bietet es sich an, daß ihr euch gegenseitig nacheinander auf die eben beschriebene Art und Weise mit Reiki behandelt. Dadurch fördert ihr den gleichberechtigten **Energieaustausch**. Ihr gebt etwas ab, nehmt etwas dafür und verhindert hierdurch, daß sich einer von euch ausgenutzt fühlt beziehungsweise als alleiniger »Wohltäter« herhalten muß.

Ich litt seit anderthalb Jahren unter sehr starken Schmerzen beim Sexualverkehr. Diese resultierten aus der Erfahrung einer äußerst unangenehmen Zangengeburt. Mein Mann war zwar sehr rücksichtsvoll, und ließ mir Zeit und dennoch blieben die Schmerzen über die Monate immer gleich stark ... Im Anschluß an unser gemeinsames Reiki-Seminar, verbunden mit etlichen Behandlungen, verflogen die Schmerzen irgendwie. Und ich hätte diesen Umstand fast vergessen, hätte mich mein Reiki-Lehrer nicht Wochen später noch mal nach meinen Schmerzen gefragt.

Wollt ihr zusätzlich zu dieser Energiebehandlung **das Maß an Erotik steigern**, so führt die beschriebene Stärkung des Sexualbereiches in einem gut beheizten Raum durch, so daß ihr euch dazu ausziehen könnt. Entledigt euch möglichst unbefangen eurer Kleidung und laßt eure Natürlichkeit aufeinander wirken. Dies unterstützt die Reiki-Behandlung durch ein Anwachsen an sexueller Energie. Demzufolge fließt jetzt nicht nur die universelle Energie, sondern es kommen auch die eigene Spannung sowie die vermehrte Anziehungskraft des anderen zur Wirkung.

Eine gute Methode zur Steigerung der sexuellen Erregung besteht in der **Stimulation der erogenen Zonen**. Hierzu stimmst du dich jetzt in den II. Grad ein, bevor du dich deinem Partner zuwendest.

Übung

Dein Partner liegt ausgezogen auf dem Rücken, während du ebenfalls nackt neben ihm sitzt. Führe nun unter Zuhilfenahme von Fern-Reiki langsam und intuitiv deine Hände zu der Stelle des Körpers, die dich zu Beginn der Übung am meisten reizt oder anspricht. Halte dort deine Hände im Abstand von etwa drei bis fünf Zentimetern über seiner Hautoberfläche und laß die Energie »überspringen«.

Dadurch, daß du den anderen nicht berührst, verhinderst du, daß du zu schnell erregt wirst. Genieße erst einmal ohne Anspannung und Ziel das, was sich in dir abspielt. Womöglich wirst du schon bald spüren, wie die sexuelle Energie in dir ansteigt. Vermeide dabei, dich nur allein und isoliert zu sehen, sondern spüre auch, was sich im Körper des anderen abspielt. Sexuelle Kontakte sollten der gegenseitige Austausch von Liebe und nicht einseitige Triebbefriedigung sein.

Dann läßt du deine Hände zu weiteren Positionen bei deinem Partner wandern, um ihn weiter zu stimulieren. Wenn du merkst, daß ihr dem Höhepunkt nahe seid, laß deine Hände in Form einer angedeuteten Massage über den Körper des anderen dahingleiten. Dies kann in langen Streichbewegungen, kreisenden Formen, mal schneller und mal langsamer geschehen. Mal verweilst du irgendwo, mal gleitest du ganz beschwingt weiter. Mal sind deine Hände dichter am Körper und berühren fast die Haut, mal sind sie weiter davon entfernt.

Probiere in der beschriebenen Weise alles aus, was die Erregung bei euch noch weiter steigert. Je besser es dir gelingt, sexuelle Energie und erotische Spannung mit Hilfe von Fern-Reiki zwischen euch aufzubauen und zu erhalten, desto mehr gelingt es euch, in eine Form ekstatischen Zustandes zu gelangen; in einen Zustand, der euch möglicherweise ein bisher nicht erlebtes Niveau an Liebes- und Orgasmusfähigkeit erreichen läßt.

Wenn du jedoch mehr an die tieferliegenden Schichten für bestimmte sexuelle Probleme bei dir gelangen möchtest, wirst du weitere Techniken des II. Grades anwenden müssen. Denn selbst, wenn du den aktuellen Auslöser in der Gegenwart kennen solltest so liegen die eigentlichen Gründe zumeist doch ganz woanders. Oft reichen sie zurück bis in die Anfangsphase eurer Beziehung oder noch weiter bis in die eigene Kindheit zurück. Bestimmte Neigungen, sexuelle Vorlieben, Tabuthemen oder bevorzugte Praktiken sind in den meisten Fällen bereits durch sehr frühe Erfahrungen geprägt, auch von den Denkweisen und Normvorstellungen der Eltern sowie vom gesellschaftlichen Einfluß in bezug auf Themen wie Liebe, Aufklärung, Sex oder Kinder kriegen.

Angenommen, du empfindest im Bett seit eh und je kaum etwas, kannst dich schlecht fallenlassen, kommst regelmäßig zu früh oder leidest unter anderen sexuellen Schwierigkeiten, so kannst du **die tieferliegenden Ursachen in der Vergangenheit auflösen**.

Übung

Zu Beginn dieser »Karma-Bereinigung« stellst du über das Fern-Reiki-Symbol nach und nach Kontakt zu deiner Vergangenheit her. Anfangs lenkst du die Energie unspezifisch auf den gesamten zurückliegenden Bereich deiner Geschichte. Später bittest du darum, daß Reiki selbständig die Ursache für dein aktuelles Problem ausfindig machen möge. Wenn du dabei die Augen geschlossen läßt, kannst du die Wirkung der Reiki-Energie ergänzen und verstärken.

Vor deinem geistigen Auge werden im Verlauf der Eigenbehandlung durch die Verwendung von Reiki bestimmte Szenen aus deiner Erinnerung auftauchen, die mehr oder weniger etwas mit dem aktuellen Problem zu tun haben. Sollten dir derartige Szenen bewußt werden, dann schicke mit Hilfe des Reiki-Strahles für längere Zeit liebevoll Energie auf diese vergangenen Ereignisse. Besonders, wenn du merkst, daß sie viel Energie anziehen, bleibe auch mental bei ihnen. Die Auflösung alter Traumata oder Muster erfordert Zeit und Geduld. Laß der Reiki-Kraft genügend Raum zum Wirken. Bleibe allerdings selbst lediglich ein Beobachter.

Wenn du spürst, daß noch mehr Energie gebraucht wird, so verwende zusätzlich »Cho Ku Rei« zur Verstärkung der Kraft.

Um schließlich die Behandlung der Szene zu beenden und die darin gebundene Energie freizusetzen, wird es vermutlich nötig sein, das »Sei-He-Ki-Zeichen« zu verwenden. Dieses bietet dir die Möglichkeit, alte Blockaden zu lösen und dann die Erfahrung durch harmonisierende Energie zu reinigen. In der Mehrzahl der Fälle wirst du selbst psychisch spüren, wie sich die Wirkung der energetischen Stauung verändert. Zum Beispiel können die Bilder immer undeutlicher werden. Dies ist dann ein Hinweis darauf, daß die Bedeutung des bearbeiteten Ereignisses für dich immer mehr verblaßt. Und mit seinem Verblassen löst sich auch sein Einfluß auf dein Handeln und Fühlen in der Gegenwart allmählich auf.

Je nachdem, wieviel Zeit dieser Vorgang beansprucht hat und wie lange und intensiv du weitermachen möchtest, kannst du die Übung hier beenden oder aber abwarten, ob heute noch neue Szenen aus deinem Unterbewußtsein auftauchen. Vielleicht hörst du jetzt zur Abwechslung mal eine Stimme, die beispielsweise äußert: »Alle Männer wollen doch nur das Eine«, und erkennst darin deine Mutter oder irgendeine Verwandte wieder. Oder dir fallen deine Eltern ein, wie sie sich kaum noch anschauten, sich nie in den Arm nahmen oder küßten. Vielleicht fällt dir auch ein Spruch aus der Kirche ein oder ein Doktor-Spiel, an dem du als Kind teilnahmst. Schicke auch hierhin in der beschriebenen Weise Reiki und überlaß es der Kraft der universellen Lebensenergie, deine Fixierung an diese Erfahrungen zu beenden.

Sei aber nicht ungeduldig, wenn sich nicht gleich ein Erfolg bezüglich deines sexuellen Problems einstellt. Jahrzehntealte Verhaltensweisen und Moralvorstellungen lassen sich selten in einigen Minuten verändern. Hier sind Ausdauer und Geduld nötig. Wiederhole deshalb die dargestellte Bereinigung alter Verhaltensmuster immer wieder, bis du erste konkrete Anzeichen im realen Leben spüren kannst. Gut wäre es, wenn du eine Woche lang jeden Tag etwa eine Stunde Zeit dafür aufwenden könntest. Zusätzlich könntest du alte Photos aus der damaligen Zeit mit verwenden und mit deinem Partner über deine Erfahrungen reden. Auch ein Gespräch mit Vater oder Mutter, in dem du für dich offene Punkte klärst, könnte hilfreich sein.

Der Orgasmus ist nicht das Mittel zu einem vollständigen Leben, sondern sein Ergebnis,

schreibt der bekannte Sexualforscher Alexander Lowen. Demzufolge ist es nötig, Verspannungen, Fixierungen, Ängste und Eigenarten, die sich über die Jahre als Persönlichkeitspanzer im Körper verfestigt haben, durch liebevolle und geduldige Einflußnahme nach und nach aufzulösen. In der vorgestellten Art und Weise genutzt, wird Reiki dich in Kombination mit anderen Verfahren freimachen von alten Zwängen und möglichen sexuellen Problemen.

Reiki zur Förderung männlicher und weiblicher Energien

Biologisch und auch rollenspezifisch betrachtet, unterscheiden sich Männer und Frauen deutlich voneinander. Jeder für sich verkörpert äußerlich und innerlich nur einen bestimmten Teil der Natur. Dennoch ist in jedem Menschen sowohl der männliche wie der weibliche Anteil der Energie enthalten. Je nach Typus und Ausprägung mal mehr und mal weniger. Allerdings wird der gegengeschlechtliche Wesensteil von vielen Menschen weitestgehend unterdrückt.

Wenn ich im folgenden von »männlicher Energie« spreche, so meine ich damit denjenigen Teil eines Menschen, der rational ausgerichtet und handlungsorientiert ist. Es ist die Fähigkeit, zu denken, zu analysieren, zu sprechen und sich gezielt zu bewegen. Weiterhin ist es das, was aggressiv in uns nach Durchsetzung der eigenen Interessen drängt und dabei Klarheit, Geradlinigkeit und leidenschaftliche Kraft entwickelt.

Demgegenüber ist das »Weibliche« in uns die Quelle der höheren Weisheit. Es ist der Teil, der gut zuhören, einfach geschehen lassen und kreativ tätig sein kann. Während der männliche Teil mehr dem Himmel (»Vater«) zugeordnet wird, orientiert sich der weibliche mehr an »Mutter Erde.«

Willst du jetzt beide Seiten in dir aktivieren, so nutze den Reiki-Strahl zuerst einmal, um mit seiner Hilfe Energie auf die weibliche Seite in dir zu senden. Dies bietet sich gerade deswegen als Einstieg an, da der weibliche gleichzeitig auch der rezeptive Wesensteil in uns ist, durch den die kosmische Energie wie durch eine offene Tür einströmen kann. Schicke auf diesen Teil in dir Reiki, selbst wenn du auf der Gefühlebene noch keinen Bezug zu ihm herstellen kannst.

Im zweiten Schritt wendest du dich der Suche nach der männlichen Seite in dir zu. Gehe hierbei genauso vor wie im ersten Durchgang. Indem du über Reiki den Kontakt nun auch hierzu herstellst, förderst du beide Anteile in dir.

Solltest du zu denjenigen Menschen gehören, denen es leichter fällt, sich zu öffnen, wenn die Hände nirgendwo aufgelegt sind, so verwende ausschließlich Fern-Reiki. Fern-Reiki umgeht geschickt die Widerstände, die auf der körperlichen Ebene angesiedelt sind und erreicht sein Ziel im feinstofflichen Körper.

Trotz vieler Erfolge und teilweise unglaublicher Fortschritte, die Reiki Tag für Tag weltweit bewirkt, solltest du nicht ständig irgendwelche Wunder erwarten. Die gibt es zwar immer wieder, aber in der Mehrzahl der Fälle sollte eine Behandlung oder Übung, die du durchführst, eher als ein einzelner Schritt auf deinem Weg angesehen werden. Wenn es dir allerdings einmal so vorkommen sollte, als würde sich in dir gar nichts bewegen oder als gehe alles viel zu langsam, so kann ich dir fest versichern, daß nichts im Leben umsonst ist. Jede Bemühung ist wie das Hinzufügen eines Mosaiksteinchens, durch das das Kunstwerk vervollkommnet wird. Nichts von dem, was du gemacht oder versucht hast, geht im Leben verloren. Und vermutlich wirst du irgendwann einmal überrascht feststellen, daß du ganz und gar nicht mehr die Person bist, als die du dich früher kanntest.

Unter Einbeziehung von Reiki wirst du als Mann mehr über deine eigene weibliche Seite, über Gefühle, Fürsorglichkeit, Sensibilität und Intuition erfahren und sie ausbauen. Genauso wird es dir als Frau mit deinen männlichen Anteilen, wie Zielstrebigkeit, Selbstbewußtsein, Aggressivität, Stärke oder Intellekt gehen. Je mehr du von beiden Seiten zuläßt und integrierst, umso sicherer wirst du dich fühlen und davon im Leben profitieren.

Dies ist der Weg zu einem selbstverwirklichten Menschen. Einem Menschen, der ohne das Empfinden von Abhängigkeit zu erleben, in einer erfüllten Beziehung aufgeht. Du hast die Zukunft in dir; das heißt, du hast die Chance, Beziehungen nicht länger als

Unterdrückung und Machtkampf zu erfahren. Sondern im Gegenteil: Beziehungen können dir die Möglichkeit bieten, in Freude und Liebe ein gemeinsames Abenteuer zu durchleben und dabei das Gefühl zu haben, durch den anderen zu wachsen.

Die Menschen machen weite Reisen,
um zu staunen über die Höhe der Berge,
über die riesigen Wellen des Meeres,
über die Länge der Flüsse, über die Weite der Ozeane
und über die Kreisbewegungen der Sterne.
An sich selbst aber gehen sie vorbei, ohne zu staunen.

(Augustinus, 399 n. Chr.)

5. Kapitel

Krebs – Aufforderung zur Veränderung

Wer sich mit dem Thema »Krebs« näher beschäftigt, merkt sehr schnell, mit welchen Vorbehalten ein Großteil der Bevölkerung damit umzugehen pflegt. Irgend etwas Unheimliches scheint dieser Krankheit anzuhaften. Eine lockere Runde wird schnell einsilbig, wenn das Gespräch auf Krebserkrankungen kommt. Jemand, der selbst daran erkrankt ist, merkt oft mit Bedauern, wie sich ehemals nahestehende Menschen von ihm abwenden. Oft traut man sich kaum noch über sein Problem zu reden. Vielleicht sogar, um andere möglicherweise zu verschonen. Denn bei »Krebs« werden wie bei kaum einem anderen Thema Seiten in uns aktiviert, die wir in der Regel am liebsten nicht wahrnehmen würden. So insbesondere der Bereich der Ängste: Angst vor dem Krankenhaus, Angst vor dem Sterben, die Sorge darum, was aus mir wird, sowie die Frage, was aus den Angehörigen wird. Gerade Gedanken, die man am liebsten wegschiebt, werden im Kontext von Krebs aktiviert. Nur zu gern lebt man nach dem Motto: »Mir kann so etwas nicht passieren.«

Allein schon die Vermutung oder der Verdacht, man könnte an Krebs erkrankt sein, stürzt Menschen regelmäßig in tiefe seelische Unordnung. Hier können gute Freunde oder auch ein gefühlvoller Therapeut eine wichtige Hilfe sein, um mit dem Problem umzugehen. Aber auch die Reiki-Kraft läßt sich gut in einer Situation der Verunsicherung und Anspannung einsetzen. Besonders schön ist es natürlich, wenn man in Momenten, in denen man unter außergewöhnlichen Belastungen leidet, jemanden hat, der sich für Reiki-Sitzungen anbietet. Die heilsame Wirkung von Reiki wird dazu beitragen, erst einmal wieder einen klaren Kopf zu bekommen sowie mehr eigene Energie zu entwickeln. Natürlich wird es nicht ausreichen, nur für einige Minuten Reiki zu übertragen. Man sollte deshalb Ganzkörperbehandlungen, die anfangs an etwa zehn bis fünfzehn aufeinanderfolgenden Tagen gegeben werden, einplanen.

Seelischer beziehungsweise energetischer Beistand ist gerade deshalb sehr wesentlich, da manchmal bereits der Verdacht auf einen bösartigen Tumor ausreichen kann, um seinerseits einen Krebs auszulösen. Denn unbestritten ist, daß bis auf wenige Ausnahmen die Diagnose-Eröffnung »Krebs« für den Patienten das bis dahin schwerste und akuteste Konflikterlebnis seines Lebens darstellt. Und bekommt ein Patient wirklich mitgeteilt, er habe Krebs, dann läuft in den meisten Fällen in ihm ein Raster mit all den negativen Bewußtseinsinhalten ab, die er für »Krebskranke« gespeichert hat. So steht in der Regel an vorderster Stelle die Todesangst mit allen ihren Nebenaspekten. An zweiter Stelle folgt ein Selbstwerteinbruch, mit dem die Angst vor dem Verlust der bürgerlichen Existenz einhergeht. Und auch die Sorge um den Verlust der körperlichen Unversehrtheit spielt eine große Rolle. Es kommt zu depressiven Erscheinungen und Formen größter Hilflosigkeit - nur in seltenen Fällen dagegen zu einem Aufrütteln, verbunden mit der Haltung: »Jetzt erst recht!«

Die Erfahrung zeigt, daß es bei einer Krebserkrankung in der überwiegenden Zahl der Fälle darauf ankommt, ihr auf allen Ebenen zu begegnen. In diesem Zusammenhang spricht der weltbekannte amerikanische Krebs-Arzt Carl O. Simonton davon, man solle sowohl von der Schulmedizin als auch von der Psychotherapie das Beste für sich in Anspruch nehmen. Weiterhin empfiehlt er dringend, religiöse und spirituelle Lehren, einschließlich des Schamanismus hinzuzuziehen.

Krebs läßt uns an unsere Grenzen kommen. Er macht uns deutlich, daß wir so, wie wir bisher lebten, nicht mehr weitermachen können. Insofern kann Reiki bei der Therapie eine sehr bedeutsame Rolle zufallen; denn Reiki ist sowohl ein geistiger Weg wie auch eine Methode des Harmonisierens und Heilens. Ich hatte bereits dargestellt, daß die Einweihungen in Reiki, wie auch der Beginn der therapeutischen Anwendungen, einem Tor gleichzusetzen sind, durch welches man auf eine neue Stufe des Bewußtseins gelangt. Nichts ist mehr so, wie es mal vorher gewesen war. Und genau das ist es, wozu uns »Krebs« auffordern möchte. Er bittet nicht, nein er fordert uns ganz drastisch dazu auf, uns zu ändern.

Manchem wird der Gedanke, sich zu verändern, sehr schwerfallen. Hatte man sich doch inzwischen so an seine alteingefahrenen Verhaltensweisen gewöhnt. Für diese Menschen wird Reiki eine große Hilfe darstellen. Denn es erleichtert es ganz ungemein, liebgewonnene »Altlasten« und Verhaltensmuster über Bord zu werfen und frei zu werden für eine neue Ebene des Fühlens und Erlebens.

Reiki - Krebsbehandlung

Zur Reiki-Krebsbehandlung bietet sich zuerst natürlich die Energieübertragung durch das Auflegen der Hände an. Dabei sollte der Behandelte zu Beginn der Anwendungsphase spüren, wo die Hände des Behandlers liegen. Schon allein deshalb, um allmählich ein Verständnis für die Wirkungsweise der Reiki-Kraft sowie Vertrauen zu seinem Behandler zu entwickeln. Behandele aus diesem Grunde erst einmal mit den Möglichkeiten des ersten Grades. Das heißt: Du verabredest feste Termine und nimmst in standardisierter Form für jeweils etwa eine Stunde die Versorgung des gesamten Körpers mit Reiki vor. Achte hierbei besonders darauf, daß erst einmal der Körper in seiner Ganzheit mehr energetische Ausgeglichenheit erlangt. Es kommt weniger darauf an, schon jetzt heilend auf das Wachstum des Krebses einzuwirken. Du solltest dir bei der Behandlung selbst auch genügend Zeit und Raum zugestehen, so daß der Erkrankte nicht von deiner eigenen Ungeduld angesteckt wird und sich womöglich unter Druck gesetzt fühlt.

Nachdem du etwa zwei bis drei Wochen die erwähnten Ganzkörperbehandlungen durchgeführt hast, kannst du nun mit gezielterer Reiki-Arbeit beginnen. Hierzu zählt in erster Linie die lokale Behandlung erkrankter Organe beziehungsweise Körperstellen. Das heißt, es kommt darauf an, die befallenen und geschwächten Teile mit Hilfe der aktivierenden und harmonisierenden Wirkungsweise der universellen Lebensenergie zu stabilisieren und zu stärken. Lege bei der lokalen Behandlung die Hände dort auf den Körper, wo sich die erkrankten Stellen befinden und verweile hier jetzt längere Zeit als du es bei der Ganzkörperbehandlung gewohnt bist. Die Behandlungsdauer sollte sich nach deiner eigenen Empfindung richten. Ansonsten schlage ich mindestens 20 Minuten vor. Manchmal hilft es auch, wenn du nach jeweils wenigen Minuten deine Hände um ein oder zwei Zentimeter verschiebst. Da Reiki in der überwiegenden Zahl der Fälle dafür sorgt, ein bestehendes Ungleichgewicht wieder auszugleichen, kann allein schon durch diese Anwendungen eine Besserung erreicht werden.

Zusätzlich zu den lokalen Positionen solltest du immer auch die Thymus-Drüse, die für ein intaktes Immunsystem verantwortlich ist, sowie den Bereich der Leber und der Nieren behandeln, um die Entgiftungs- und Reinigungsfunktionen des Körpers anzuregen.

Neben der bisher beschriebenen körperlichen Ebene ist es allerdings beinahe genauso wichtig, die Positionen am Kopf zu behandeln, um bei dem Erkrankten die notwendige Umprogrammierung im mentalen Bereich allmählich vorzubereiten. Denn ohne die innere Umstellung, das heißt ohne das Erlangen einer neuen geistigen Haltung, verbunden mit einer neuen Sicht der Welt und des eigenen Lebenssinnes, wird weitgehend jede Form der Therapie zum Scheitern verurteilt sein. Hierauf werde ich später noch detailliert eingehen.

Eine mir bekannte Reiki-Lehrerin erzählte mir vor Jahren davon, daß ihre Schwester, zu der sie nur mäßigen Kontakt gehabt hatte, an Krebs erkrankt sei. Auf die Frage, ob sie wohl mit Reiki behandelt werden wolle, äußerse diese, sie halte davon zwar nichts und glaube auch nicht an eine derartige Form »mystisch verklärter Energie-Übertragungen«, aber es sei ihr recht, wenn man sie dennoch behandle. Durch die Nähe, die zwischen beiden entstand, konnte meine Bekannte feststellen, wie sich bei der Schwester nach und nach etwas zu bewegen begann. Diese erlangte mehr Gelassenheit und auch neuen Mut, stellte ihre Ernährung um, suchte sich eine neue Wohnung und konnte ihre Erkrankung tatsächlich überwinden. Es muß aber erwähnt werden, daß die Reiki-Behandlungen über Monate fast täglich durchgeführt wurden.

Aus dem Beispiel soll zweierlei deutlich werden: erstens wirkt Reiki, auch ohne daß man daran glaubt, und zweitens besitzt es eine immense Kraft, die nur genutzt zu werden braucht. Natürlich bedarf es sowohl des Mutes beim Behandler in die Wirkungsweise der universellen Lebensenergie, als auch des Vertrauens in die Selbstheilungskräfte und die Eigenverantwortlichkeit der erkrankten Person. Unter diesen Voraussetzungen wird der Behandler bereits mit den Möglichkeiten des ersten Grades einiges bewirken können.

Übung: Aktivierung des Immunsystems

Gerade zur Vorbeugung wie auch zur Überwindung einer so schweren Krankheit wie Krebs kommt dem einwandfreien Funktionieren des Immunsystems des Körpers eine zentrale Rolle zu. Krebs ist nicht, wie häufig von seiten der Schulmedizin unterstellt wird, eine rein körperliche Erkrankung, sondern persönliche, familiäre, psychische, berufliche, soziale und umweltbedingte Faktoren sind an der Entstehung beteiligt. Und natürlich wirken sich auch Ernährung, Lebensweise, Atmen, Emotionen, Gedanken, Streß, Entspannung sowie unerledigte Konflikte und erlebte Traumata auf die Konstitution aus. Selbst übergeordnete seelische Aspekte religiös-spiritueller Natur, wie das »Eingebunden-Fühlen in die Ablaufprozesse der Welt« spielen eine Rolle.

Aus diesem Grund stelle ich hier eine Methode vor, die sich aus Reiki-Anwendung und Mental-Arbeit zusammensetzt. Insbesondere das Zusammenwirken heilender und harmonisierender Reiki-Energie mit der Kraft der inneren Bilder stellt eine Behandlungsform dar, die äußerst kraftvoll ist und die Selbstheilungskräfte auf erstaunliche Weise aktiviert. Allerdings setzt diese Anwendung einiges an Erfahrung sowie Vorbereitung voraus, so daß du dir eine Weile Zeit lassen solltest, um dich in diese Übung einzufinden. Wenn du selbst über den ersten Grad verfügst, so benötigst du zwei weitere Personen für diese Übung. Eine von beiden müßte zusätzlich über den zweiten Grad verfügen. Solltest du noch nicht in Reiki eingeweiht sein, so würdest du in diesem Falle auf drei Helfer angewiesen sein.

Bei der Beschreibung der Methode und ihres Ablaufs beziehe ich mich auf die Version, daß du als Behandelter selbst über die Reiki-Kraft verfügst.

Da es für den Behandlungsverlauf überaus angenehm und auch sinnvoll ist, sich allein auf sich und seine Hände zu konzentrieren, empfehle ich, den nun folgenden Text entweder auf eine Kassette zu sprechen, die dann im Hintergrund abgespielt werden kann, oder aber eine weitere Person hinzuzuziehen, die den Text langsam und mit angemessenen Pausen vorliest. Als Untermalung eignet sich recht gut die Musik von Kitaro und hier zum Beispiel »Oasis«, wenn du beim fünften Stück »Eternal Spring« einsteigst.

Als Behandelter lege dich bitte auf den Rücken auf eine weiche Unterlage und schließe deine Augen. Dann schiebe deine Hände parallel nebeneinander unter deinen Hinterkopf und lasse die Reiki-Energie auf die Medulla strömen. Dies erleichtert sowohl die eigene Entspannung als auch das Loslassen alter Denk- und Glaubensmuster. Nun atme noch zwei- oder dreimal tief ein und laß beim Ausatmen alles das los, was du gerne loslassen möchtest. Atme jegliche Spannung oder Ablenkung aus, die du in dir verspürst.

Schließlich nimmst du einen weiteren Atemzug und versuchst sodann, sämtliche negativen Gedanken und Sorgen, die dir den weiteren Verlauf der Übung möglicherweise erschweren könnten, wegzuatmen. Erlaube dir, ganz entspannt zu sein.

Nachdem du dich auf diese Weise gut auf den weiteren Verlauf der Behandlung eingestimmt hast, beginnt sich einer der Helfer in den zweiten Grad einzustimmen, um mit Hilfe der Fern-Reiki-Technik Energie zu schicken, ohne daß die Hände auf den Körper des Behandelten gelegt werden. Für diesen Behandler gilt jetzt folgende Anweisung:

»Lenke bitte zu Anfang die Reiki-Energie auf die Füße des Behandelten. Auf die Fußsohlen, die Zehen, den Spann, die Knöchel ... Dann gehe weiter zu den Schienbeinen, den Waden bis hoch zu den Knien. Hier verweile etwas länger, da Knie und Kniekehlen oft für die verschiedensten Energieblockaden verantwortlich sind.

Wenn du das Gefühl hast, die Knie sind genügend gut versorgt und frei, dann sende die Reiki-Energie nacheinander für jeweils etwa eine Minute auf Oberschenkel, Gesäß, Hüften und Unterleib. Schließlich aktiviere über Fern-Reiki das Wurzel-Chakra. Verbleibe dann den gesamten weiteren Verlauf der Behandlung über auf diesem untersten Haupt-Chakra, da es die Grundversorgung aller anderen Chakren beeinflußt.«

Nun sollte der andere Helfer in Aktion treten. Dieser legt jetzt seine Hände auf die Mitte des Brustkorbes etwas oberhalb des Herzens. Von hier aus wirkt heilsame Reiki-Energie besonders effektiv auf die Thymus-Drüse, die in erster Linie für das Funktionieren des Immunsystems verantwortlich ist. Außerdem wird von hier auch das Mediastinum, das »emotionelle Herz« mit Energie versorgt. Dieses bestimmt, wie sehr man lieben und sich öffnen kann. Die Hände sollten in der Regel bis zum Ende der Behandlung an dieser Position verbleiben. Manchmal ist es allerdings angezeigt, mit den Händen etwas Abstand zum Körper zu halten, um einem Gefühl des Erdrücktwerdens vorzubeugen oder entgegenzuwirken. Halte, wenn du das Gefühl hast, es sei für den Behandelten so angenehmer, deine Hände in wenigen Zentimetern Abstand über die angegebene Stelle. Nur in wirklich begründeten Ausnahmefällen solltest du zu einer ganz anderen Position wechseln. Sinnvoll wäre dies zum Beispiel dann, wenn diese Behandlungsposition eher inneren Streß oder Unruhe bei dir oder dem, den du gerade behandelst, auslöst.

Nachdem ihr nun in der beschriebenen Weise die Verteilung der einzelnen Rollen vorgenommen habt, sollte dem Behandelnden die folgende Phantasiereise langsam vorgetragen werden:

Lenke dafür mit Hilfe deines Atems oder deines Bewußtseins deine Wahrnehmung auf deinen Kiefer, auf Zähne, Zunge, Wangen und Ohren. Jetzt entspanne die Augen und alle Muskeln um die Augen herum. Erlaube deinen Augen, sich hinter den geschlossenen Augenlidern auszuruhen. Dann entspanne die Stirn und den gesamten Hinterkopf. Laß Entspannung und Frieden durch den ganzen Körper fließen. Etwa so, als würde eine sanfte Welle sich in deinem Körper hin und her bewegen.

Jetzt stelle dir bitte über deinem Kopf einen Ball vor, der aus Licht besteht. Aus reinem Licht, das auf dich herunterstrahlt - heruntergleitet und dich nach und nach umgibt. Das reine weiße Licht umstrahlt und wärmt dich ... Es schirmt dich nach außen vor Angriffen und Belastungen ab - im Inneren dagegen beginnt es, dich zu heilen. Erlaube ihm, dich vollständig zu umhüllen und jeden Teil von dir zu beschützen. Warte so lange, bis das Licht vollständig mit dir verschmolzen ist. ...

Nun stell dir bitte mit deinem geistigen Auge vor, wie du dich inmitten einer wunderschönen Umgebung in der Natur befindest. Du fühlst dich wohl, die Sonne scheint und der Himmel über dir ist hellblau. Wenn du ganz leise bist, hörst du, wie ein leichter Wind weht. Vielleicht bemerkst du auch das Rascheln von Blättern in deiner Nähe, das Zwitschern eines Vogels oder auch das Plätschern eines Baches ...

Vor dir taucht ein Pfad auf, auf dem du jetzt entlangzuschreiten beginnst. Spüre den weichen Boden unter dir und wie du beschwingt vorankommst. Nimm den kostbaren Duft der Natur in dir auf ... Allmählich näherst du dich einem Platz, der für dich ideal ist. Er wird zu deinem Kraftort werden. Egal wo sich dieser befindet. Dies kann direkt am Meer sein, auf einer Wiese, an einem See oder Bach, vielleicht auch in den Bergen oder auf einer Lichtung mitten im tiefen Wald ... Es kann aber auch ein Haus für dich da sein, in dessen Innerem du ein wunderschönes Zimmer findest ... Eigentlich kommt es gar nicht so darauf an, wo du deinen Kraftort findest - Hauptsache, du fühlst dich hier gut und du weißt, daß dieser Platz nur für dich da ist ... Mache es dir nun hier bequem!

Von hier aus beginnst du nun eine Reise durch deinen Körper. Dabei kannst du ihn dir ganz realistisch oder auch rein symbolisch vorstellen. Es mag sein, daß du durch deinen Mund oder durch die Nase in dein Körperinneres gelangst. Es geht aber auch durch den Bauchnabel und sogar durch die Haut ... Drinnen angekommen, siehst du die Zellen deines Immunsystems. Dieses ist verantwortlich für deine Gesundheit. Je nachdem, wie gut es funktioniert, beeinflußt es deine Befindlichkeit sowie dein Wohlergehen. Solltest du gerade eine medizinische Behandlung erhalten, so stell dir bitte vor, wie sie dein Immunsystem und deine Abwehrkräfte stärkt. Auch, daß die Zellen zahlreicher und kräftiger werden ...

Und du siehst große Nester von Immunzellen wachsen, sie haben prächtige Farben und wunderschöne Formen. Sie durchströmen die Blutbahnen deines Körpers und verteilen sich dort. Die »kleinen Helfer« gehen dorthin, wo sie gebraucht werden ... Laß die Immunzellen für dich arbeiten, um dir Gesundheit und Wohlergehen zu verschaffen oder zu erhalten. Die Reiki-Energie wird deine Immunzellen unterstützen. Sie läßt sie wachsen und stärker werden, damit sie ihre Aufgaben für deinen gesamten Körper noch besser erfüllen können. Jede von ihnen hat ihre eigene, ganz bestimmte Funktion ...

Und jetzt siehst du dich ganz neu. Du siehst dich in bestmöglicher Gesundheit. So, daß du alle deine Fähigkeiten und Potentiale verwirklicht hast. Du erscheinst in einem ganz neuen Licht und mit völlig veränderter Ausstrahlung ... Du bist erfüllt von vibrierender Energie und strahlender

Kraft. Wie siehst du aus, wie klingt deine Stimme? ... Welche Worte sagst du? Was machst du? ... Schau dir an, wie du dich in deiner besten Verfassung fühlst ... Und jetzt gestatte dir, in dem wunderbaren Gefühl von unbegrenzter Energie und vibrierender Gesundheit zu baden - eingehüllt vom reinen Licht und durchflutet von der »universalen Lebensenergie« - von Reiki. Laß es jeden Teil deines Körpers und deines Wesens erfüllen, harmonisieren und letzten Endes heilen

Nun am Schluß dieses Ausfluges in die Zukunft, wie du sie dir vorstellst, möchte ich dich bitten, deine Entspannung zurückzunehmen. Werde allmählich wacher und bringe dein Bewußtsein langsam wieder hierher in den Raum zurück ... Atme tiefer ein, bewege deine Hände und Füße, strecke dich und öffne langsam wieder deine Augen. Werde wieder ganz wach und sei gewiß, daß alles ganz genau so eintreffen wird, wie du es dir hier vor deinem geistigen Auge erträumt hast ...

Nachdem du die Entspannung wieder ganz zurückgenommen hast, werden die beiden Helfer gebeten, nun ihrerseits langsam die Reiki-Behandlung zu vollenden, indem sie sich langsam und ohne Hast zurückziehen. Selbst bleibst du noch einige Momente lang liegen, wohl wissend, daß alles gut wird - daß du auf dem richtigen Weg bist.

Zu empfehlen wäre nach Beendigung der gesamten Übung, daß sich alle Beteiligten noch ein wenig Zeit füreinander nehmen würden. Hier könntet ihr euch austauschen über eure Erfahrungen und Empfindungen. Interessant wäre es sicherlich für denjenigen, der behandelt wurde, was die beiden Helfer erlebt haben. Und auch die Behandler würden bestimmt gern hören, was die »Hauptperson« während der Sitzung wohl durchlebt hat. Oft entstehen aus dem nachfolgenden Gespräch Anregungen für den weiteren Weg der Betroffenen. Auch das Zusammengehörigkeitsgefühl, gepaart mit der Entwicklung gegenseitigen Vertrauens, wird in einem harmonisch geführten Nachgespräch gefördert.

Die hier dargestellte Behandlungsform ist aufgrund ihrer Intensität bestens geeignet zur Behandlung von Krebserkrankten. Aber natürlich eignet sie sich auch zur Vorbeugung. Gerade für krebsanfällige Personen, das heißt für Menschen, die unter dauerndem Streß, unter sozialer Isolation, unter Konflikten etc. leiden, kann diese Übung (langfristig angewandt) zur Quelle der Kraft und Ausgeglichenheit werden. Und noch ein Hinweis zum Schluß, der sich eigentlich fast erübrigt: Wenn der Behandelte nicht selbst über Reiki verfügt, so müßte ein weiterer Helfer die Position des Hinterkopfes behandeln. Demzufolge käme dem anfangs erwähnten dritten Helfer die Rolle zu, während der gesamten Sitzung den Hinterkopf des Partners in seinen Händen zu halten, um von hier aus das Zentrum des mentalen Bereiches mit heilsamer Energie zu stimulieren.

Ursachen für Krebserkrankungen

Neben Krebs gibt es nur sehr wenige andere Krankheiten, die derart körperlich verlaufen. Und parallel dazu gibt es auch nur wenige Krankheiten, die derart fixiert in Hinblick auf die körperliche Symptomatik hin behandelt werden. Operationen, Bestrahlungen und Chemotherapie sind die Methoden, die immer wieder in den Mittelpunkt gerückt werden.

Bei der Suche nach den Ursachen für Krebs begann man, auf allen Ebenen und Gebieten zu forschen. Allerdings ist die Suche bis heute nur in Ansätzen erfolgreich gewesen. Fest steht bisher nur, daß es »die Krebszelle« schlechthin nicht gibt. Es gibt lediglich Zellen, die sich unter dem Einfluß bestimmter Gegebenheiten zu verändern beginnen und dabei ihre Fähigkeit zur Wachstumsregulation und Integration verlieren. Zusätzlich läßt sich meist auf der psychischen Ebene feststellen, daß vor allem die Menschen krank werden, die ihre besondere, persönliche Rolle nicht leben können und sich vergeblich auf der Suche nach dem Sinn ihres Daseins befinden. Das Leben wird für sie immer mehr zu einer Tretmühle, einer Falle, aus der sie kein Entrinnen mehr sehen. Allerdings ist diesen Menschen davon äußerlich meist nichts anzumerken, sie erscheinen als erfolgreich und zufrieden.

Um zu verstehen, wo du bei der Reiki-Krebsbehandlung besonders effektiv ansetzen kannst, möchte ich kurz auf einen Erklärungsansatz für Krebserkrankungen eingehen, den der deutsche Arzt Dr. Geerd Hamer Anfang der 80er Jahre entwickelt hat. Dieser schreibt, ein Krebs würde immer dann entstehen können, wenn drei Faktoren zusammenkämen:

1. **eine reduzierte momentane Disposition** (Vorherrschen von Abgeschlafftheit über einen längeren Zeitraum bei schlechtem psychischen und körperlichen Allgemeinzustand)
2. **momentane Konfliktverdichtung** (ein bestehender schwelender Konflikt nimmt immer mehr an Intensität zu und wird zum allerschwersten Konflikterlebnis mit »Keulenschlag-Effekt«)
3. **momentane Isolation** (man fühlt sich räumlich, familiär oder auch innerlich isoliert)

Treffen diese drei Faktoren nun momentan oder auch über einen längeren Zeitraum zusammen, so kann ein Krebs schon innerhalb eines Tages ausgelöst werden. Allerdings nur dann, wenn ein bestimmter persönlicher Belastungs-Schwellenwert überschritten ist. Notwendig dafür ist ein immens schwerer, akut dramatischer sowie isolierter Konflikt-Erlebnis-Schock. Nicht etwa ein Schicksalsschlag oder ein Ereignis, an dem eine Person ohnehin nichts hätte ändern können, ist für die Entstehung von Krebs verantwortlich. Entscheidend ist die Schwere des konfliktträchtigen Erlebnisses. Für Hamer ist Krebs weniger eine entartete Zelle, sondern vielmehr ein Schaltfehler im Gehirn. Die Lokalisation, das heißt die Stelle im Körper, wo das Krebswachstum einsetzt, richtet sich in der Mehrzahl der Fälle nach dem empfundenen Konfliktinhalt. Was bedeutet, daß die Art des Konfliktes wesentlich dafür verantwortlich ist, wo der Krebs aktiviert wird. Unter diesem Aspekt läßt sich die Therapie der Krebserkrankung zeitlich sehr effektiv gestalten. Weiß man beispielsweise, daß durchschnittlich zwei bis vier Monate vergehen, bis Frauen ein Mamma-Carcinom bemerken und zum Arzt gehen, so fällt es nicht schwer, den Zeitpunkt des Erlebnisschocks rückblickend fast auf den Tag genau zu bestimmen.

Da sich der Verlauf der Krebsentwicklung weitgehend nach dem Verlauf der Konfliktentwicklung richtet, hat man auch ohne die bisher meist verwendeten Behandlungsmethoden von »Stahl«, »Strahl« und »Chemo« gute und wirkungsvolle Ansatzpunkte. Wird also das zugrundeliegende Trauma aufgelöst, so endet parallel dazu unmittelbar auch das Wachstum des Krebses.

Auflösung und Heilung zurückliegender Konfliktursachen

Die Behandlung von krebserkrankten Menschen ist immer dann am erfolgreichsten, wenn es gelingt, die Ursachen der zugrundeliegenden Konflikte zu beseitigen. Allerdings reicht es in den meisten Fällen nicht aus, über Gesprächstherapie die innere Dynamik aufzudecken, sondern es kommt darauf an, etwas für die reale Situation zu tun. Deshalb sollte der Reiki-Anwender sich im Verlaufe der Therapie zunehmend den Hintergründen, das heißt der Vorgeschichte des Patienten zuwenden. Hier gilt es, insbesondere die auslösenden Momente für den Krebs herauszuarbeiten und zu besprechen. Auch Details, nicht zugelassene Gefühle, Selbstinterpretationen des Erkrankten und Reaktionen von Angehörigen oder auch Berufskollegen können eine Rolle spielen. Zusammengenommen bedeutet dies, es gilt vor der weiteren Reiki-Therapie bei dem Erkrankten eine Ahnung davon zu entwickeln, sein Krebs müsse nicht unbedingt nur körperlich bedingt sein, sondern könne womöglich ganz entscheidend auch von psychischen Konflikten ausgelöst und gesteuert worden sein.

Um die sich unsichtbar vollziehende Dynamik besser zu verstehen, hier ein konstruiertes Beispiel: Angenommen, eine Frau mittleren Alters erhört von ihrem Arzt die niederschmetternde Diagnose »Leber-Krebs«. Nach eingehender medizinischer Untersuchung, verbunden mit einer ausführlichen Therapie-Planung unter schulmedizinischen Gesichtspunkten, sucht sie einen Psychotherapeuten auf, um mehr über ihre Gefühle sowie die Hintergründe der Erkrankung zu erfahren. Hierbei stellt die alleinerziehende Mutter fest, daß sie vor gut einem halben Jahr ein sehr einschneidendes Erlebnis hatte. Ihre Tochter hatte das Abitur gemacht und sich sodann an einer Hochschule beworben. Sie hatte vor, später Journalistin zu werden, um damit das Werk ihrer Mutter fortzusetzen. Diese hatte nach der Geburt ihren Beruf an den Nagel hängen müssen. Insofern wäre es nun für sie das größte Glück ihres Lebens gewesen, würde die Tochter in ihre Fußstapfen treten. Hatte sie selbst nicht ihren ganzen Alltag auf die Bedürfnisse der Tochter abgestimmt, hatte sie ihr nicht geholfen, wo es nur ging? Und jetzt wollte ihr Kind, für das sie zwanzig Jahre ihres Lebens geopfert hatte, tatsächlich ebenso wie sie selbst Journalistin werden. Womöglich sogar eine sehr erfolgreiche und bekannte Journalistin?

Als das Schreiben der Hochschule eintraf, war die Mutter viel aufgeregter als die Tochter. In freudiger Erwartung wurde der Brief geöffnet. Doch dieser enthielt einen Schock: die Absage von der Uni. Die Tochter erhielt keinen Studienplatz ... Fast zwangsläufig schlug diese Nachricht bei der Mutter ein wie eine Granate. Schlagartig brach in ihr das ganze bisherige »Wunschgebäude« zusammen. Ein einziges Schreiben zerstörte ihr die lange rosarot ausgemalte Zukunft und hinterließ ein großes seelisches Loch. Später sprach sie davon, nie zuvor habe sie eine derartig schockierende Nachricht erhalten wie zum damaligen Zeitpunkt.

Hat man erst einmal die Hauptmechanismen und Dynamiken einer Krebserkrankung durchblickt, so wird hoffentlich schnell deutlich werden, welche Möglichkeiten wir gerade unter Einbeziehung des zweiten Reiki-Grades besitzen. Insbesondere dann, wenn wir die heilende Kraft von Fern-Reiki anwenden und mit Hilfe der jeweils betreffenden Symbole sowohl den Raum als auch die Zeit überwinden. Da die Energie in einem Konflikterlebnis, welches nach wie vor existiert, festsitzt, wird es darauf ankommen, ihren freien Fluß wieder zu aktivieren.

Demzufolge kommt der Verwendung des zweiten Symbols zu dieser Phase der Behandlung tragende Bedeutung zu. Durch die ihm inneliegende Kraft der Blockadeauflösung sowie der Harmonisierung wird sich seine Wirkung in jedem Fall positiv auf die zurückliegenden Umstände auswirken. Natürlich gilt es für dich als Behandler herauszufinden, wie du das Symbol am effektivsten einsetzen kannst. In Frage würden mindestens zwei Varianten kommen. Bei der ersten verwendest du das Harmonisierungs-Symbol im Kontext einer ganz normalen Sitzung; das heißt, daß du bei der lokalen körperlichen Behandlung für jede Position zuvor kurz über der betroffenen Stelle das entsprechende Symbol zeichnest und innerlich das dazugehörende Mantra sprichst, um deine Hände anschließend in geringem Abstand über den Körper des Erkrankten zu halten. Bei der zweiten Variante benutzt du zusätzlich das Fern-Reiki-Symbol, um dem auslösenden Konflikt, der natürlich bei fortgesetztem Krebswachstum nach wie vor aktiv ist, heilsame Energie zuzuführen.

Bezogen auf das oben beschriebene Beispiel würde das weitere Vorgehen deshalb wie folgt aussehen: Mit dem Ziel, Reiki auf die krebsauslösende Schocksituation zu schicken, stimmst du dich erst einmal in die Reiki-Energie ein. Dann bittest du innerlich um Unterstützung durch Meister Usui und deine weiteren »geistigen Helfer«, zeichnest das Fern-Reiki-Symbol und stellst dir dabei die Situation vor, in der die Frau diesen für sie so belastenden Brief erhielt. Wenn du magst, dann male dir mental die gesamte Szenerie noch plastischer und umfassender aus. Zum Beispiel: was machte die Tochter, was ereignete sich zuvor in der Uni-Zentrale etc. Besonders viel Wert solltest du dann aber darauf legen, zu erspüren, was sich in der Mutter nach dem Erhalt des Briefes abgespielt hat. Dabei solltest du mental ganz konzentriert vorgehen - fast so wie ein Detektiv, der einem Räuber auf der Spur ist.

Hast du dann einen guten Kontakt über den Fern-Reiki-Strahl zu der gesamten Szene gefunden, so verwende jetzt zusätzlich das Symbol zur Auflösung und Heilung von Blockaden.

Aus dem oben beschriebenen Beispiel müßte deutlich geworden sein, daß es darauf ankommt, sich einen sehr genauen Überblick über die Zeit zu verschaffen, die einer Krebserkrankung vorausgeht, bevor wir unter Zuhilfenahme der Techniken des zweiten Grades arbeiten wollen. Denn je genauer wir die Zusammenhänge durchblickt haben, umso genauer können wir dann mit der Reiki-Kraft arbeiten. Es sind nie allein körperliche Ursachen für Krebs verantwortlich, sondern der Einfluß des sozialen Umfeldes ist mindestens genauso wichtig.

6. Kapitel

Die Reinigung von Wohnräumen und Plätzen

Wer kennt das nicht? Seit dem Umzug in die neue Wohnung scheint irgend etwas nicht mehr mit dir zu stimmen. Du kannst abends schlecht einschlafen, bist morgens völlig gerädert und kannst häufig erst dann so richtig frei durchatmen, wenn du die Wohnung verläßt. Oder nehmen wir das Beispiel einer Bauernfamilie, in der aus jeder Generation in den letzten 150 Jahren ein oder zwei Personen an Krebs starben. Im Dorf kursiert bereits das Gerücht, in der Familie würde Krebs wohl weitervererbt. Oder schließlich die Horrorgeschichte einer Verkehrskreuzung. Regelmäßig kam es hier zu einer unerklärlichen Häufung zum Teil schrecklichster Autounfälle. Und selbst, nachdem man die Kreuzung durch ausgedehnte Zufahrtsstraßen entschärft zu haben glaubte, riß die Serie der Verkehrsunfälle keineswegs ab.

Die beschriebenen Beispiele stellen nur eine kleine Sequenz von Beobachtungen dar, die wir in der Hektik des Alltags oft gar nicht so recht wahrnehmen. Beginnen wir jedoch damit, uns bewußter durchs Leben zu bewegen, und hierzu trägt der Weg mit Reiki ganz entschieden bei, so wird uns schon bald die zunehmende Zahl an eigenartigen Zufällen überraschen, der wir von nun an begegnen, der jedoch die meisten Leute weitgehend verständnislos gegenübersteht und ihr nur wenig Beachtung schenkt.

Manchmal sind es Erkrankungen, die uns helfen, aufzuwachen. Vielleicht merken wir zum Beispiel erst, wenn wir körperlich nicht mehr weiterkönnen, daß die Wohnung, die wir vor zwei Jahren angemietet haben, von allen Vormietern eher wie eine »Durchgangsstation« behandelt wurde. Jetzt erst erkennen wir die Zeichen und Signale und stellen fest, daß irgend etwas an der Wohnung nicht in Ordnung ist und uns krank macht. Und genau dasselbe mußten die vorherigen Mieter auch bereits gespürt haben.

Jedes Lebewesen ist mit verschiedenen Mechanismen ausgestattet, um schon frühzeitig nahende Gefahren zu registrieren. Wir Menschen sind jedoch dabei, uns nur noch an der »harten Realität« und an Fakten zu orientieren, statt mehr auf unsere innere Stimme, beziehungsweise unsere Intuition zu hören. Du kannst hierzu einen ganz einfachen Test machen. Stelle dir doch einmal die Frage, ob es Räume oder Bereiche in deiner Wohnung gibt, die du nur ungern und deshalb selten aufsuchst. Wenn dem so ist, dann gehe in dich und versuche zu ergründen, warum das wohl so ist ... Möglicherweise hat der eine Raum keine Heizung und wird deshalb nur zum Abstellen genutzt. Nur, warum wurde hier von vornherein keine Heizung vorgesehen? Stecken dahinter vielleicht tieferliegende Gründe, die auch dem Bauherrn schon nicht bewußt waren? Gibt es hier unterirdischen Wasseradern, Erdstrahlen, magnetische Felder, negative menschliche Schwingungen oder andere disharmonische Faktoren?

Das Auffinden von Störungsursachen

Um herauszufinden, inwieweit es sich um gesunde oder negativ beladene Räume, Wohnungen oder auch Plätze handelt, kannst du die Mental-Technik anwenden, die ich dir gleich vorstellen werde. Mit ihrer Hilfe ist es möglich, Zentimeter um Zentimeter, Meter um Meter abzusuchen, um dir auf diese Weise einen Überblick über die verborgene Qualität des betreffenden Ortes zu verschaffen. Natürlich kannst du auch mit Hilfe der Reiki-Kraft die Wohnung real untersuchen, doch dauert dies deutlich länger und bringt auch nur selten ähnlich klare und eindrucksvolle Resultate wie die Mental-Technik:

1. Schritt:
Begib dich an einen ruhigen Ort und reserviere dir etwa eine halbe Stunde Zeit für diese Technik. Ich weise darauf hin, daß du einen »neutralen« Ort aufsuchen solltest; das heißt, setze dich nicht in die Wohnung, die du gleich näher »untersuchen« möchtest, sondern irgendwo anders hin (zu einem Freund, in ein Café, in die Natur etc.)

2. Schritt:
Zeichne auf ein Blatt Papier den ungefähren Grundriß der Örtlichkeit, die du gleich »untersuchen« möchtest und laß Stift und Zeichnung vor dir liegen.

3. Schritt:
Nun erinnere dich bitte an meine Ausführungen in Kapitel 3 zum »meditativen Wahrnehmen«. Nachdem du dich tief entspannt hast, beginnst du, deiner Wohnung in Form eines Tagtraumes einen Besuch abzustatten. Du näherst dich von außen kommend langsam deiner Wohnungstür, trittst hindurch und spürst, wie sich der Eingangsbereich anfühlt ... Danach gehst du weiter. Ganz konzentriert und bewußt spürst du nach und nach in jeden Raum hinein und registrierst die Art der Schwingung, die jeweils vorherrscht. Du wirst dich womöglich wundern, wie unterschiedlich die Erfahrungen in den einzelnen Räumen sein werden. Und selbst in einem einzigen Raum kann es sein, daß du in den verschiedenen Ecken voneinander deutlich trennbare Energien wahrnimmst. Die Wahrnehmung kann dabei auf verschiedene Arten erfolgen: visuell als Helligkeit der Farben, als Licht und Schatten, als flimmernde Unruhe, aber auch als Gefühle, wie Bedrohung, Stille, Enge, Entspannung, oder über konkrete körperliche Empfindungen, wie nasse Hände, Aufgeregtheit, Kälte, Kopfdruck und so weiter.

4. Schritt:
Anschließend malst du in die Grundrißskizze sowohl die angenehmen Zonen wie auch die unangenehmen oder neutralen hinein. Wenn es dir möglich ist, dann vermerke neben den Eintragungen auch noch die Gefühle, die am jeweiligen Ort bei dir vorherrschten.

Gesetzt den Fall, dir ist bewußt geworden, in einer völlig unbelasteten Wohnung mit guter Schwingung zu leben, dann kannst du den weiteren Abschnitt überspringen.

Reiki zur Harmonisierung von Wohnräumen

Wenn dir bei der Betrachtung der Skizze deutlich wird, daß einzelne Zonen arg gestört oder irgendwie negativ auf dich wirken, so gibt es eine ganze Reihe verschiedener Möglichkeiten. Du solltest allerdings die Eintragungen erst einmal für dich interpretieren, bevor du mit der Reiki-Arbeit beginnst. Denn es gibt die unterschiedlichsten Arten von Störungen. Beispielsweise lassen sich ortsgebundene energetische Störungen (wie elektrische Überlandleitungen, Wasseradern, Strahlung) deutlich von psycho-energetischen Störungen (»meine Schwiegermutter hat in der Wohnung 30 Jahre ihres Lebens verbracht«) trennen. Je nachdem, was nun vorliegt, kann sich die eine oder andere Vorgehensweise anbieten. So würde man bei »erdgebundenen Störungen« eher eine Entstörung einschließlich der Versiegelung des Untergrundes vornehmen; bei psychischer Vorbelastung der Räumlichkeiten würde man zum Beispiel stärker mit dem Auflösen bestehender Blockaden arbeiten. Auch die Förderung einer harmonischen Ausstrahlung kann ein möglicher Weg sein.

1. Schritt:
Du stimmst dich auf Reiki ein und konzentrierst dich.

2. Schritt:
Mit Hilfe von Fern-Reiki überträgst du erst einmal »Sei-He-Ki« pauschal auf das vor dir liegende Blatt Papier mit dem Grundriß darauf. Dabei solltest du darauf achten, was sich in dir tut. Spürst du, daß der Fluß der Energie in Gang kommt oder daß er gestaut ist?

3. Schritt:
Wenn du während der Reiki-Übertragung merkst, daß sich im Grundriß irgendwo eine Störung befindet, dann solltest du jetzt Raum für Raum, Ecke für Ecke der Wohnung mit Hilfe des Reiki-Strahls durchleuchten. Dabei besteht das Ziel darin, die Ursachen der Störung zu beheben und die Schwingung des Ortes zu harmonisieren.

4. Schritt:
Nach Beendigung der Anwendung ist es ratsam, die Wirkung zu überprüfen. Hierzu bietet es sich an, nochmals mental die einzelnen Räume zu durchstreifen, um zu spüren, ob sich etwas zum Positiven verändert hat. Natürlich kannst du später auch durch deine konkrete Anwesenheit vor Ort herausfinden, ob sich die Wohnung jetzt freier, ausgeglichener oder einfach besser anfühlt.

5. Schritt:
Sollte dir klar werden, daß die Reiki-Energie noch keine Veränderung bewirken konnte, dann solltest du für das nächste Mal schon jetzt herausarbeiten, weshalb kein Effekt eingetreten ist. Je nachdem, zu welchem Resultat du kommst, lassen sich einige Variationen denken. Zum Beispiel kannst du die nächste Harmonisierung der Wohnung dadurch unterstützen, indem du verschiedene Mineralien vor der Fern-Behandlung auf die Grundriß-Skizze legst. Auch die Konzentration der Reiki-Kraft auf den »dunkelsten Fleck« der Wohnung wäre denkbar oder das »Abziehen von negativer Energie«. Auf diese Weise legst du dir für die nächste Sitzung einen neuen Plan zurecht.

Ich habe mich in meiner Wohnung nie wohlgefühlt. Als wir an einem Reiki-Abend über die Entstörung von Wohnräumen diskutierten, kam mir die Idee, daß meine Mißstimmung sowie die ständige innere Anspannung womöglich durch das Negative der um mich herumlebenden Mitbewohner verursacht werden könnte ... Als ich einige Tage später begann, meine Wohnung mit Reiki zu behandeln, kam es mir vor, als würde sich ein schwarzer Energiekanal an den Außenwänden entlangziehen. Und zwar nahezu parallel zur Nachbarwohnung. Ansonsten fühlte sich die Wohnung mehr oder weniger »clean« an. Für zwei Wochen schickte ich regelmäßig Reiki auf diesen schwarzen Kanal. Die einzige Wirkung war jedoch, daß sich meine Katzen nun in der Wohnung wohler fühlten und nur noch selten rauswollten ... Deshalb überlegte ich mir, ob es nicht sinnvoller wäre, dem Nachbarn Reiki zu schicken, um dessen Negativität umzupolen. Doch ich verwarf diese Idee wieder, da ich mir nicht vorstellen konnte, daß ein so miesepetriger Mensch jemals damit einverstanden wäre, wenn ihm ein Fremder Energie schicken würde.

Letztlich kam mir die Idee, die Trennwand zur Nachbarwohnung mit dem Schutz-Symbol »Cho Ku Rei« zu versiegeln. Nachdem ich dies etwa eine Woche lang getan hatte, begann es, mir besser zu gehen. Und auch der schwarze Kanal, der sich zwar nicht sichtbar, dafür jedoch feinstofflich spürbar durch meine Räume gezogen hatte, schien aufgelöst. Anscheinend war durch die Benutzung des Schutz-Symbols eine unsichtbare Wand »eingebaut« worden. Eine Schutzwand, die dafür sorgte, daß nicht mehr so viel an negativer und schlechter Energie zu mir herübergelangen konnte ... Trotzdem entschied ich mich einige Monate später dafür, auszuziehen. Denn ich war durch die gemachten Erfahrungen mit Reiki sowie der Entstörung meiner Wohnung insgesamt bewußter und sensibler geworden. Was zur Folge hatte, daß ich regelrecht merkte, wie nicht nur mein Nachbar, sondern große Teile der Anwohnerschaft mir als alleinerziehender Mutter feindlich gegenüberstanden.

Für das einfache, schnelle Reinigen von Räumen empfehle ich eine Methode, mit deren Hilfe du bestehende schlechte Schwingungen verscheuchst und für eine allgemeine Harmonisierung sorgst. Sie ist nicht geeignet bei schwereren Störfaktoren wie ortsgebundener Strahlung oder bei Belastung durch »Schwarze Magie«. Nehmen wir einmal an, du befindest dich in deinem Meditationsraum, deinem Schlafzimmer oder sonstwo in deiner Wohnung und du merkst, daß dich irgend etwas an diesem Ort stört, dich unruhig macht oder sich sonstwie negativ anfühlt, so hast du die Möglichkeit, »Sei-He-Ki« auf zwei unterschiedliche Arten zu benutzen. Entweder:

1. du stellst dich in die Mitte des Zimmers und malst ganz groß das Zeichen in die Luft, während du das Mantra leise sprichst. Anschließend schiebst du durch wiederholte Armbewegungen das Symbol in alle Ecken und an alle Wände des Raumes. Oder aber:
2. du stellst dich direkt vor jede Wand, malst hier das betreffende Symbol und läßt die Energie einen Moment lang fließen. Vergiß nicht, auch die Decke sowie den Boden auf diese Weise zu entstören.

Zur Sicherheit solltest du die »Raumbehandlung« am Ende durch Cho Ku Rei versiegeln. Unter anderem, um damit zu verhindern, daß der nun energetisch geschützte Raum zu schnell wieder fremde oder negative Energien anzieht.

Als letztes möchte ich dir die Reinigung von Räumen durch Gruppenbehandlungen vorstellen. Diese Methode bietet sich gerade dort an, wo eine sehr massive oder hartnäckige Störung vorliegt. Dadurch, daß mehr Personen auch mehr bewirken können, wenn sie die Reiki-Kraft auf ein gemeinsames Ziel lenken, ist diese Technik insbesondere dann anzuwenden, wenn du das Gefühl hast, allein nicht weiterzukommen. Für die Anwendung wäre es ratsam, mindestens drei, besser mehr Reiki-Schüler einzuladen, die in den II. Grad eingeweiht sind.

1. Schritt:
Erkläre den Beteiligten zuerst einmal, wo deiner Meinung nach das Problem sitzt und was du bisher unternommen hast. Dann beschreibst du ihnen die Situation in deiner Wohnung beziehungsweise in deinem Haus anhand des selbst entworfenen Grundrisses.

2. Schritt:
Als nächstes tauschen die Anwesenden ihre Eindrücke untereinander aus. Vielleicht wirst du überrascht sein, wieviel verschiedene Ideen und Erklärungen es möglicherweise für das Problem gibt.

3. Schritt:
Nun beginnt die eigentliche Gruppenbehandlung. Hierbei gibt es unterschiedliche Möglichkeiten des Vorgehens. Einer wird zum Beispiel nur Reiki auf den vor ihm liegenden Zettel schicken. Ein anderer wird sich mehr auf die dunklen, unangenehmen Zonen der Wohnung und ein dritter vielleicht mehr auf das Umfeld konzentrieren. Einem Vierten könnte es mehr um die Verstärkung der positiv schwingenden Räume der Wohnung und einem Fünften um den Schutz der Wohnung vor Erdstrahlen gehen. Denkbar wäre es darüber hinaus, ganz allgemein Reiki auf die Entstehung der Ursachen, den Wohnungsinhaber oder auch auf eine allmähliche Entstörung in der Zukunft zu schicken.
An Positionen oder Bereichen, an denen die Energie nicht fließen will, wirst du länger verweilen müssen. Benutze hier je nach Empfinden Techniken zur Lösung von Blockaden und zur Freisetzung gestauter Energie. Es kann aber auch sein, daß du erst nur diejenigen Bereiche mit Energie versorgen mußt, die »gesund« sind,

um durch die Stärkung der positiven Zonen den Weg für die Entstörung der Problembereiche vorzubereiten.

4. Schritt:
Indem jeder von den Beteiligten seinen Schwerpunkt in der Gruppenbehandlung setzt, deckt ihr gleichzeitig die verschiedensten Ebenen der Störung ab. Laß dich gegen Ende der Behandlung nicht von anderen stören, die vielleicht schon fertig sind, sondern führe deine Reiki-Übertragung so in Ruhe zu Ende, daß es sich für dich gut anfühlt. Geh dein eigenes Tempo.
Wenn alle ihre Behandlung beendet haben, ist es sinnvoll, sich über die gemachten Erfahrungen auszutauschen. Möglicherweise hilft dies, mehr Einblick in die Ursachen zu erlangen. Und auch für eine weitere Gruppenbehandlung kann der nachträgliche Gedankenaustausch anregende Ideen mit sich bringen.

Förderung einer neuen Wohnkultur

Nachdem du alles das, was ich bisher zur Harmonisierung von Wohnungen und Räumen vorgestellt habe, gelesen und vielleicht auch nachvollzogen hast, kann es sein, daß in dir der Wunsch entsteht, dich wohnungsmäßig zu verändern. Möglicherweise wird dir jetzt erst so richtig bewußt, daß in dir eigentlich ganz andere Vorstellungen davon herrschen, wie du gern wohnen würdest. Auf der anderen Seite kann es aber auch sein, daß du dich schon seit längerer Zeit mit dem Gedanken beschäftigst, ein eigenes Haus zu bauen - nur warst du bisher von allen deinen Ideen nicht restlos überzeugt. Falls du zu dem angesprochenen Personenkreis gehörst, empfehle ich dir, die folgende Übung auszuprobieren.

Bei dieser Übung handelt es sich um eine Kombination aus Reiki-Behandlung und Phantasiereise. Sie hat das Ziel, deine Kreativität anzuregen, um in dir eine Vorstellung davon zu erwecken, wie dein Traumhaus mit einer Traumwohnung darin wohl aussehen könnte. Wenn du diese Übung für dich konkret anwenden möchtest, dann lies dir den folgenden Text erst einige Male durch. Wenn du magst, dann ergänze ihn schon jetzt (oder später in der Übung) durch eigene Ideen. Dann stelle dir schöne entspannende

Musik an, stimme dich in die Reiki-Kraft ein, lege die eine Hand auf die Stirn, die andere auf den Bauch und beginne, dir mit geschlossenen Augen die Phantasiereise vorzustellen. Die Reiki-Behandlung aktiviert und verbindet dabei die Bereiche »Verstand« (Stirn) und »Gefühl« (Bauch). Wenn du meinst, es sei für dich angenehmer, den folgenden Text auf eine Kassette zu sprechen, um ihn dann abzuspielen, so tue das. Allerdings wird es dann schwieriger, individuelle Abweichungen auftauchen zu lassen.

»Nachdem du dich gut entspannt hast, gehst du jetzt in der Zeit Stück für Stück nach vorn ... Hinein in die Zukunft ... Du sitzt in einem Wohnzimmer und schaust dich um. Endlich hast du dir einen Traum erfüllt, den du schon lange in deinem Inneren getragen hattest. Den Traum vom Haus als Teil der Natur.

Zwei Jahre hast du geplant, selbst mitgearbeitet und dafür gesorgt, daß alles nach deinen Vorstellungen gebaut wurde. Das Haus wurde aus reinen Naturprodukten hergestellt - auf alles Künstliche, Krankmachende und Chemische wurde verzichtet.

Dein Blick streicht jetzt über den glänzenden Korkfußboden und fällt auf die freizügige Holztreppe, die nach oben führt. Die Wände bestehen zu einem großen Teil aus Holz. Als Dämmstoff wurden Tonkügelchen verwendet ... Die gesamte Ausstattung verbreitet eine behagliche Atmosphäre sowie eine angenehme Wärme, die sich zunehmend auf dich überträgt. Hier und da stehen Grünpflanzen, die deinem Wohnzimmer eine lebendige Komponente verleihen. Der Duft einer Räucherkerze läßt deine Gedanken und Gefühle leicht und befreit werden ...

Nun stehst du auf und gehst durch dein Haus hindurch zur Südseite. Hier befindet sich ein wunderschöner, geräumiger Wintergarten, der bis hoch zum Dach reicht. Er wurde nachträglich vor die Außenmauern gesetzt. Indem du hineintrittst, genießt du das angenehme Raumklima, das sich aus Licht, frischer Luft und Pflanzenduft zusammensetzt. Dein Blick fällt auf die vielen Blüten; auf Papyrusbäumchen, Yucca- und Stechpalmen, rosablühende Oleanderbüsche, eine kleine Birke. Da gibt es Veilchen, Immergrün, aber auch ein kleines Beet mit Kräutern und Gemüse ...

Hier in diesem gläsernen Teil des Hauses sammelt sich an sonnigen November- und Februartagen noch genügend Wärme, um sich wohlig aufs gesamte Haus zu übertragen. Über Lüftungskanäle gelangt die warme Luft ins Innere. Die stahlgestützten Scheiben sind schräg nach außen vom Haus weggezogen, so daß der Neigungswinkel 75 Grad beträgt. Auf diese Weise wird gerade in den Wintermonaten das Sonnenlicht am besten genutzt. Fast senkrecht treffen dann die Strahlen der tiefstehenden Wintersonne auf die geneigten Glasflächen. Auf der Nordseite befinden sich nur ein paar kleine Fenster. Hier sind Toiletten, Vorratskammer und Schlafräume untergebracht ...

Es ist Sonntag - du gehst hinaus ins Freie. Draußen empfängt dich ein kühler, frischer Wind. Eine rotgescheckte Katze pirscht sich durch den Garten, in dem viele Blumenstauden und -kübel stehen. Neben der alten Linde hast du einen kleinen Teich angelegt, der bei Regen durch das Wasser aus den Regenrinnen aufgefrischt wird. Der Rest des Regenwassers wird im Keller in großen Behältern aufgefangen, um als Grauwasser der Toilettenspülung zur Verfügung zu stehen.

Im Garten stehend wirfst du einen Blick aufs Dach. Die Kollektoren dort oben produzieren zum einen Strom, zum anderen erwärmen sie das Wasser für Duschen und Waschbecken. Durch eine geschickte Form der Energiekopplung konntest du als erster Hausbesitzer deiner Stadt auf den Anschluß durch die Stromversorgung verzichten. Endlich kannst du dich als Selbstversorger frei und unabhängig fühlen.

Das Dach selbst ist recht ungewöhnlich konstruiert. Neben den Kollektoren befinden sich diverse Glasflächen. Zum Norden ist die Dachneigung geringer. Hier hat sich deswegen eine Grasbegrünung angeboten. Auch das als Beitrag, dein Haus möglichst naturorientiert zu bauen.

Du betrittst nun die Außentreppe, die dich in einem kleinen Bogen nach oben auf die Terrasse bringt. Hier hast du deiner Verspieltheit freien Lauf gelassen und ein ganz kreatives Ambiente geschaffen; mit kleinen Vertiefungen, einem halbrunden Fenster, einer Keramik-Kugel usw. Auch was die Fliesen und die weitere Gestaltung anbetrifft, hast du dich nicht an Konventionen gehalten. In der Mitte der Terrasse befindet sich eine Vertiefung, in der ein Bäumchen wächst ... Dein Haus liegt etwas am Rande der Stadt. Dein Blick schweift über Wiesen, frisch gepflügte Felder und trifft in der Ferne auf einen Waldstreifen ...

Du spürst einen leichten Luftzug und vereinzelt singen Vögel ...

Nun näherst du dich der großen Terrassentür, die du genau nach deinen Vorstellungen hast anfertigen lassen. Sie führt dich in das Obergeschoß des Hauses. Oben unter dem Dach empfängt dich ein schönes Zimmer, durch dessen Dachfenster einige Sonnenstrahlen hereinkommen. Dieses Zimmer ist dein Kraftraum, es dient dir zur Entspannung und zur Meditation. Ein süßer Duft aus der Aromalampe streicht herüber. Du setzt dich in einen bequemen Sessel und lauschst der leisen Musik. Sanft versinkst du in einen angenehmen Zustand und läßt dich hineingleiten in deine innere Welt, in der du den Traum vom eigenen Haus als Teil der Natur weiterträumst ...«

Wenn dir dieser Ausflug in die Zukunft gefallen hat, würde ich mich freuen. Ich habe dir hier natürlich nur ein mögliches »Zukunftsbild« entwerfen können. Aber vielleicht regt es dich an, den Traum weiterzuträumen und irgendwann zu verwirklichen. Bedenke, daß Tagträume, Zukunftsbilder und Visionen im Zusammenspiel mit der Reiki-Energie eine enorme Kraft entfalten können. Und selbst wenn du heute sagst, daß das ja alles wohl nur Traum bleiben wird - laß dich überraschen. Ich habe an mir selbst, wie an etlichen anderen Menschen, mitverfolgen können, daß Zukunftsbilder, die irgendwann einmal in Gang gesetzt wurden, später auf ganz eigentümliche Weise mehr oder weniger genau so zur Wirklichkeit geworden sind, wie sie erträumt worden waren.

Es ist inzwischen fast genau dreizehn Jahre her, als ich mir dachte, das Haus, welches ich gemeinsam mit meinen Eltern kaufen wollte, sei ideal für ein Therapiezentrum. Damals war ich zwar noch Student und weit entfernt von realer therapeutischer Tätigkeit, und doch: heute arbeiten hier drei Psychotherapeuten, es gibt Gruppen- und Spielräume und in einer der Wohnungen wohnt eine Frau, die Schamanin werden möchte.

Nur wer die Zukunft im Vorausgriff erfindet,
kann hoffen, sie zu beeinflussen.

(Robert Jungk, Zukunftsforscher)

7. Kapitel

Reiki und Psyche

Heilung entsteht nur aus dem, was den Patienten über sich selbst und über seine Verwicklungen mit dem Ich hinausführt.

(C.G. Jung)

Das Wort »Psycho« begegnet uns immer öfter. Und dennoch wird es von vielen Menschen mit etwas Negativem und Anormalem assoziiert. »Ich bin doch nicht verrückt - da müssen doch bloß Leute hin, die nicht so ganz richtig im Kopf sind.« Solche und ähnliche Vorurteile hört man landauf, landab, wenn man jemandem empfiehlt, aufgrund von Schlafproblemen, innerer Anspannung oder Depressionen einmal einen Psychologen oder Psychotherapeuten aufzusuchen. Woher kommt bloß die Angst vor allem Psychischen? Geht man nicht zu einem Fachmann, der einem das Bein in Gips legt, wenn es gebrochen ist? Warum sollte es da nicht ganz logisch sein, ebenfalls zu einem Fachmann zu gehen, wenn die Psyche angeknackst ist?

Psychische Faktoren lassen sich bei der überwiegenden Zahl aller Erkrankungen finden. Und dennoch wird zumeist so behandelt, als ob nur der Körper krank wäre und dieser möglichst schnell wieder funktionstüchtig gemacht werden müßte. Dabei wird regelmäßig vergessen, daß der Mensch sowohl aus Körper wie aus Psyche und Geist besteht. Und das, obwohl spätestens seit Freud bekannt sein sollte, wie eindeutig die Psyche den Körper beeinflußt.

Nehmen wir nur mal das Beispiel Angst. Auf Angst reagiert unser Körper mit einer Vielzahl unterschiedlichster Symptome: Herzklopfen, Herzrasen, beschleunigte Atmung, nasse Hände, Kribbeln an bestimmten Körperstellen, uns wird heiß oder auch kalt, wir verspüren Übelkeit oder Magendruck. Aber auch umgekehrt kommt es zur Beeinflussung. Sind wir zum Beispiel erkältet, so macht uns nichts mehr Spaß. Wir wollen Ruhe haben und alleine sein.

Die Psychosomatik (»Psyche« heißt »Seele« und »Soma« heißt »Körper«) versucht, einen Zusammenhang zwischen beiden Bereichen herzustellen. Wenn zum Beispiel ein bestimmtes Organ erkrankt ist, so wäre zu überprüfen, ob anlagebedingte Organschwäche, ein familiär bedingtes Erkrankungsmuster oder eine spezielle Art von Konflikt dafür verantwortlich ist. Wichtig ist aber sicherlich auch die Lebensgeschichte. Wir finden bestimmte Reaktionsweisen und Symptome, die mit Körpererfahrungen aus der frühesten Kindheit verknüpft sind. Und schließlich ist es gerade für ganzheitlich denkende und arbeitende Therapeuten von Bedeutung, welche Mitteilung uns der Körper mit Hilfe der Organsprache geben will.

Wollen wir mit Reiki bestimmte Organe behandeln, so bietet sich eine Kombination aus Kontaktbehandlung gemäß dem I. Grad und der Mentalarbeit unter Verwendung von Techniken des II. Grades an. Mit dem I. Grad decken wir dabei die körperliche, mit dem II. Grad die psychische Ebene der Erkrankung ab. Ich möchte hier jedoch noch einen Schritt weiter gehen. Gemäß dem Arzt und Kinesiologen Dr. Dietrich Klinghardt stehen Organe mit ganz bestimmten Gefühlen in enger Beziehung:

Magen	mit	Nicht-Mögen
Lunge	mit	chronischem Kummer
Gallenblase	mit	Ablehnung
Niere	mit	Angst
Dünndarm	mit	sich einsam fühlen
Milz	mit	niederem Selbstwertgefühl
Dickdarm	mit	Dogmatismus
Leber	mit	Wut
Gehirn	mit	Unkontrolliertheit
Blase	mit	sich schämen
Herz	mit	Angst vor Freude
Kreislauf	mit	plötzlichem Schock

Hieraus läßt sich eine zusätzliche sehr effektive Behandlungsalternative ableiten. Zur Harmonisierung und Heilung zugrundeliegender Konflikte und Gefühlsstörungen müssen wir als erstes im gemeinsamen Gespräch herausfinden, wie der Betroffene, der in unserem Beispiel Probleme mit der Leber hat, mit Wut umgeht. Im zweiten Schritt benötigen wir ein zurückliegendes Ereignis, in dem der Klient seine Wut zurückgehalten hat. Ihm wird möglicherweise einfallen, daß sein Vater immer predigte, Wut sei etwas für asoziale Menschen, und daß die Mutter regelmäßig zur Migräne neigte, wenn es Spannungen in der Familie gab. Aufgrund dieser Schilderungen kannst du nun den zugrundeliegenden Ursachen Reiki schicken. Das heißt, du lenkst den Reiki-Strahl so lange auf die auslösenden Situationen, bis die Auslöser der heutigen Leberprobleme aus der Vergangenheit geheilt sind. Die Heilung der zugrundeliegenden Konflikte und Lebenserfahrungen wird sich automatisch auf die Befindlichkeit der Leber im Hier und Jetzt auswirken.

Ein zweiter Einsatzbereich von Reiki, bezogen auf psychische Faktoren, ist seine Verwendung im Rahmen einer Psychotherapie. Gerade wenn man als Therapeut durch wöchentliche Sitzungen die Stärken und Schwächen eines Patienten kennt und weiß, unter welchen Symptomen jemand leidet, kann man den Einfluß von Reiki besonders gut beurteilen. Aus eigener Erfahrung kenne ich Dutzende von Fällen, wo Reiki-Einweihungen zum Teil faszinierende Wirkungen und Fortschritte zeigten. Zwar findet nur ein Teil aller Patienten auch den Zugang zu Reiki, doch sind die Schilderungen derjenigen, die zum Beispiel ein I. Grad-Seminar besuchten, teilweise wirklich unglaublich. Manchmal empfinde ich Reiki dabei sogar schon als geschäftsschädigend, weil ein Teil meiner Patienten die Therapie direkt im Anschluß an ein Seminar als beendet betrachtet. Aber dann überwiegt doch die freudige Anteilnahme über die positive Entwicklung.

Eine junge Patientin, die unter einer Mischung aus Angst und Depression litt, beschrieb zu Beginn ihrer Therapie ihre Situation folgendermaßen: *Wenn die Dunkelheit mich umringt, dann kann ich nicht mehr atmen und kann nicht mehr fühlen. Nur Angst ist in mir. Angst, die mich nicht mehr normal denken läßt. Aber wie soll ich bloß dagegen angehen. Wenn die Sonne scheint, ist alles hell und ich kann gehen, wohin ich will. Doch die Dämmerung holt mich zurück und schickt mich in mein Gefängnis ... Vor anderen verleugne ich mich. Allen erzähle ich, was ich tun werde, doch aufraffen kann ich mich zu nichts ... Ach, könnt' ich doch aus diesem Leben gehn.*

Einige Zeit später berichtet dieselbe Patientin über ihre Veränderung: *Ob ich mich wohl schon traue, wieder ins Kino zu gehen? ... Ich könnte lachen und schreien vor Freude. Ich möchte das Glück festhalten, meine Arme zum Himmel strecken. So gut geht es mir. Ich kann es gar nicht glauben, was ist mit mir passiert? Ich glaube, ich habe meinen Frieden gefunden. Ich sitze still da und lausche, wie der Wind rauscht.*

Bei einem Therapiegespräch solltest du darauf achten, Reiki nicht zu sehr anzupreisen. Denn damit würdest du möglicherweise Erwartungen wecken, die hinterher enttäuscht werden könnten. Stelle Reiki ganz einfach als Möglichkeit vor, die schon einer Reihe von Menschen geholfen hat und die vielleicht auch hier zu Erleichterungen führen könnte. Dann laß die Person selbst entscheiden, ob sie die Einweihung will oder nicht. Von Reiki-Behandlungen als Ergänzung zu einer Psychotherapie sehe ich ansonsten ab, da es mir wichtig ist, die beiden Bereiche getrennt zu halten. Dies hängt allerdings in meinem Falle mit der Notwendigkeit zusammen, als Therapeut nicht in Konflikt mit den Krankenkassen zu geraten, die die Psychotherapiestunden bezahlen. Kommt stattdessen jemand zu mir und möchte eine »Reiki-Therapie«, so behandle ich ihn natürlich um so lieber, da diese Art von Behandlung in den meisten Fällen die beglückendere für mich ist.

Neben den bisher dargestellten Anwendungsmöglichkeiten bei anderen, kannst du natürlich auch bei dir selbst den psychischen Bereich über Reiki positiv beeinflussen. Die einfachste Variante bestünde darin, Sei-He-Ki über Kopf und Herz zu zeichnen, um so mit Hilfe des Mental-Symbols harmonisierende Energie auf Gedanken, Empfindungen und Gefühle zu übertragen. Auch die Versendung von Fern-Reiki pauschal auf deine psychische Seite wäre möglich.

Eine etwas umfangreichere Anwendung möchte ich dir allerdings auch noch vorstellen. Hierfür benötigst du zuerst einmal ein inneres Bild davon, wie du nach der Verwirklichung deiner besten psychischen Gesundheit gern aussehen möchtest. Schließe deshalb die Augen, entspanne dich und achte ein paar Minuten auf deine Atmung, bis deine Gedanken ganz ruhig geworden sind. Nun visualisiere dich selbst bei bester Gesundheit, vollkommen geheilt und ganz. Betrachte deine Haltung, den Ausdruck auf deinem Gesicht sowie deine allgemeine Erscheinung, während du dich selbst so strahlend und psychisch stabil und gesund siehst.

Achte im weiteren Verlauf auch auf das, was dich umgibt. Welche Umgebung malst du dir aus, wenn du dich so ganz gesund siehst? ... Stelle dir vor, daß du dieses Wohlbefinden auf andere übertragen kannst. Wie sähe wohl dein Familienleben aus, wenn sich alle wohl und gesund fühlen würden? ... Hast du nach einer Weile dieses Bild von dir so entwickelt, daß du damit zufrieden sein kannst, dann stimme dich in die Reiki-Kraft ein und schicke mit Fern-Reiki unterstützende Energie auf genau dieses Bild.

Bei der Reiki-Übertragung kann es jedoch zu zwei Phänomen kommen. Entweder, Reiki wird dazu beitragen, daß sich dieses Zukunftsbild in deinem Unterbewußtsein verfestigt, wo es deine weitere Entwicklung bestimmt, oder aber es wird das vorgestellte Bild beeinflussen und womöglich verändern. Dies wäre darauf zurückzuführen, daß sich Reiki letztendlich nicht am egoistischen Bestreben, sondern am »höchsten Wohl« ausrichtet. Sollte sich deine Version von Zukunft unter dem Einfluß von Reiki verändern, so wäre dies ein Hinweis darauf, daß dich etwas anderes erwarten wird. In einem derartigen Fall solltest du bereit sein, dich auch auf diese vermittelte Botschaft einzulassen.

Ich denke, die Anregungen sollten reichen, um dein Verständnis für die Zusammenhänge zwischen Körper und Seele zu vertiefen. Wenn du jetzt diesen Weg konsequent weitergehst, dann wirst du irgendwann auf die Frage nach dem »Sinn des Lebens« treffen. Einem Sinn des Lebens, der sich letztendlich nur im Bezugssystem Mensch - Gemeinschaft erkennen läßt. Denn es geht immer sowohl um die Selbstverwirklichung des einzelnen, wie auch um aktive Anpassung an die Umwelt mit dem Ziel der Vervollkommnung. Vor Jahren las ich hierzu bei dem österreichischen Individualpsychologen Alfred Adler eine Passage aus dem Jahre 1933, die sich tief in mir eingegraben hat:

Was geschah mit jenen Menschen, die nichts zum Wohle der Allgemeinheit beigetragen haben? Die Antwort lautet: sie sind bis auf den letzten Rest verschwunden. Nichts ist übrig von ihnen, sie sind leiblich und seelisch ausgelöscht. Die Erde hat sie verschlungen. Es ging mit ihnen wie mit ausgestorbenen Tierspezies, die keine Harmonie mit den kosmischen Gegebenheiten finden konnten. Da liegt doch eigentlich eine heimliche Gesetzmäßigkeit vor, als ob der fragende Kosmos befehlen würde: Fort mit euch! Ihr habt den Sinn des Lebens nicht erfaßt. Ihr könnt nicht in die Zukunft reichen.

8. Kapitel

Umweltarbeit und Weltgeschehen

Wieviel Zeit haben wir noch ?

Inzwischen ist es etwas mehr als zwanzig Jahre her, daß der »Club of Rome« in einem umfangreichen Gutachten über die zukünftige Entwicklung auf der Welt zu folgendem Schluß kam: »Wenn die gegenwärtige Zunahme der Weltbevölkerung, der Industrialisierung, der Umweltverschmutzung, der Nahrungsmittelproduktion und der Ausbeutung von natürlichen Rohstoffen unverändert anhält, werden die absoluten Wachstumsgrenzen auf der Erde im Laufe der nächsten hundert Jahre erreicht. Mit großer Wahrscheinlichkeit führt dies zu einem raschen und nicht aufhaltbaren Absinken der Bevölkerungszahl.« Und weiter wird dringend angeraten, umgehend Schritte zu unternehmen, die geeignet wären, eine Umkehrung des Trends zu erreichen.

Das, was der Club of Rome in etwas verklausulierter Form umreißt, führt der inzwischen verstorbene indianische Medizinman und Autor Sun Bear in seinem Buch »Die Zukunft liegt in unserer Hand« konkret aus. Hierin beschreibt er in einer Art von Vision, es würde uns eine Zeit bevorstehen, in der die Städte nicht mehr in ihrer jetzigen Form existieren werden. Alle großen Städte werden seiner Ansicht nach erleben, wie die Struktur des öffentlichen Dienstes völlig zusammenbrechen, wie sich Müllberge hoch auftürmen sowie die elektrische Versorgung und die Bereitstellung von Nahrungsmitteln zusammenbricht wird. Es wird kein Geld mehr geben, um die Gehälter zu bezahlen und die Polizei wird die Menschen nicht mehr schützen können. An ihrer Stelle wird es zu Zweckgemeinschaften von Menschen kommen, die sich bewaffnen und dann mit Gewalt nehmen, was sie wollen.

Weiter sagt Sun Bear, er sehe in seinen Träumen langandauernde Kämpfe zwischen Angehörigen verschiedener Rassen, sowie die Folgen blutiger Rachefeldzüge, in denen Gewalt und Waffen dem Stärkeren zu allem verhelfen, was er wolle. Zusätzlich würden Epidemien ausbrechen wegen verseuchten Wassers, hochgiftiger Chemikalien und aus vielen anderen Gründen. Alles zusammengenommen, laufe die gesamte Entwicklung auf die »Zeit der großen Reinigung« hinaus, die seit Jahrhunderten in alten Prophezeiungen immer wieder vorausgesagt wird.

Im Zustand der Welt kommt unsere Geisteshaltung zum Ausdruck. Die kollektiven Krisen sind ein Abbild unseres kollektiven Bewußtseins.

(Roger Walsh, Transpersonaler Psychologe)

Reiki für die Welt von morgen

Mit Reiki, und hier insbesondere unter Verwendung des II. Grades, verfügst du über eine phantastische und sehr kraftvolle Methode, um unserer »Mutter Erde« wieder Energie zurückzugeben. Energie, die wir ihr unter anderem durch die Nutzung der natürlichen Ressourcen, durch Raubbau, Förderung der Bodenschätze und so weiter Jahr für Jahr genommen haben, ohne daß wir daran gedacht hätten, etwas für den Energieausgleich zu tun.

Bei der Anwendung von Reiki bezogen auf die weltweiten Probleme solltest du verschiedene Punkte bedenken. Du verfügst durch die Einweihung in den II. Grad über die Möglichkeit, Reiki-Energie zu jeder Zeit an jeden Ort unseres Planeten zu senden. Demzufolge wäre es sehr wichtig und hilfreich, wenn du diese Fähigkeit auch wirklich nutzen würdest. So könntest du beispielsweise, während du die täglichen Nachrichten verfolgst, mit Reiki arbeiten. Da Nachrichten in unseren Medien eigentlich immer »schlechte Nachrichten« sind, brauchst du nur folgendes zu tun: Du stimmst dich in die Reiki-Kraft ein und schickst **heilende Energie auf jede verbreitete Nachricht**. Hierzu verwendest du die Technik zur Übertragung von Fern-Reiki derart, daß du die Reiki-Kraft jeweils auf die realen Ereignisse lenkst, die in den Nachrichten behandelt werden. Außerdem kannst du den Energieaktivator

Cho Ku Rei sowie Sei-He-Ki hinzunehmen. Reiki so angewendet hilft dabei, auch die global bestehenden Blockaden zu lösen und fördert die Erzeugung einer harmonischeren Atmosphäre. Ich finde, einfacher geht es nicht.

Anhand von Beispielen möchte ich dir jetzt die Methode im einzelnen erklären: Angenommen, du sitzt entspannt vor dem Fernseher, hast dich zu Beginn der Tagesthemen in Reiki eingestimmt und vernimmst als erste Meldung einen Bericht über einen Amokläufer, der irgendwo in Schottland mehrere Schulkinder erschossen hat, dann solltest du parallel zur Berichterstattung auf diese Ereignisse den Reiki-Strahl lenken. Schicke Reiki auf die Schule, die getöteten und die verletzten Kinder, auf die Angehörigen und vergiß auch nicht den Amokläufer selbst, der sich durch seine Tat viel negatives Karma aufgeladen hat.

Nun hörst du als zweite Nachricht womöglich etwas über die Zuspitzung eines militärischen Konfliktes zwischen Taiwan und China. Hier wäre es sicherlich angebracht, Harmonie auf die gesamte Situation sowie auf die beteiligten Politiker, auf die Darstellung in den Medien und die direkt beteiligten Menschen zu schicken.

Schließlich hörst du zum Abschluß der Tagesthemen, daß in Brasilien große Landstriche nach langanhaltenden Regengüssen überschwemmt wurden, daß Menschen ihre Dörfer verloren haben und viele in den Fluten ertrunken sind. Auch diesen Menschen und Ereignissen solltest du dich unter Verwendung von Reiki liebevoll zuwenden. Möglicherweise trägst du auf diese Weise dazu bei, die Verwüstungen durch das Wasser zu begrenzen und das Leid der betroffenen Bevölkerung zu vermindern.

Ein wesentlicher Pluspunkt, der für diese Methode spricht, ist der: Du brauchst gar keine zusätzliche Zeit zu investieren; denn du nutzt die Zeit, in der du dich ohnehin vor dem Radio oder Fernsehgerät befindest. Weiterhin brauchst du dir auch keine Gedanken zu machen, wohin du heute möglicherweise Reiki verschicken sollst; denn die Nachrichten, mit ihrer Übermittlung der wichtigsten aktuellen Krisen- oder Brennpunkte lokal und global nehmen dir die Entscheidung in »kompetenter Weise« ab. Und schließlich wird dir diese Methode dabei helfen, Nachrichten und Informationen aufmerksamer zu verfolgen und aufzunehmen. Dieses wird dir möglicherweise ein ganz neues Verständnis für die Abläufe in unserer Welt vermitteln. So zum Beispiel, was sich hinter den Kulissen der Politik wirklich abspielt und wie durch gezielte Informationsverbreitung die Meinungsbildung beeinflußt wird.

Wenn du in der dargestellten Art und Weise die Reiki-Kraft auf Situationen lenkst, über die in Nachrichtensendungen berichtet wird, so zündest du ein Licht an. Würden nun auch andere diese Methode benutzen, so würden viele Lichter angezündet werden. Sei dir bewußt, daß die positive Wirkung von Reiki um so stärker ist, je mehr Menschen gleichzeitig »universelle Lebensenergie« verschicken. Erwähnen möchte ich in diesem Zusammenhang diverse wissenschaftliche Untersuchungen, in denen bereits vor Jahren festgestellt worden ist, daß es ausreicht, die Kriminalitätsrate, Aggressivität der Bevölkerung sowie die Zahl der Verkehrsunfälle in einer Stadt deutlich zu reduzieren, wenn nur ein Prozent der Einwohner regelmäßig etwa eine halbe Stunde pro Tag meditiert. Was ließe sich da erst unter Einbeziehung von Reiki erreichen?

Reiki-Energie, während der einzelnen Nachrichtensendungen gebündelt und zeitgleich auf bestimmte Orte oder Situationen gelenkt, würde eine noch weitaus größere heilsame Wirkung als reine Meditation erzeugen. Denn während Meditation lediglich das Maß an persönlichem Ki oder Chi aktiviert, kommen bei Reiki-Anwendungen sowohl die »universelle, kosmische Energie« (»Rei«) wie auch die »ich-bezogene, individuelle Energie« (»Ki«) zum Einsatz. Durch die vollzogene Verschmelzung bei seiner Übertragung wirkt Reiki um so kraftvoller. Und sicher ist eines: Je mehr Reiki-Anwender auf diese Art und Weise verfahren, umso größer ist die heilsame Kraft, die sich entfalten würde.

Möchtest du jedoch selber bestimmen, wie lange und wohin du Reiki in bezug auf die weltweiten Krisenherde schicken möchtest, so sind deiner Motivation keinerlei Grenzen gesetzt. Es gibt derart viele kritische Ereignisse auf der Welt, daß du nichts falsch machen kannst. Es sei denn, du würdest dich angesichts des Ausmaßes an Haß, Aggression, Intoleranz und geistloser Gewalt, die heute unsere Welt durchdringt, dazu entscheiden, gar nichts mehr zu tun. Aber selbst wenn wir es schaffen würden, alles, was auf dieser Welt passiert, zu ignorieren, wir würden dennoch nicht davon unberührt bleiben.

Wenn du dich für **individuelle Umweltarbeit für Mutter Erde** entschließt, so bestimme selbst, auf welche Länder, Ereignisse oder Menschen wann und wie lange die Reiki-Kraft geschickt werden soll. Der Zeitpunkt für Reiki-Übertragungen ist dabei völlig egal. Auch wenn du nur wenig Zeit hast, dich zurückzuziehen und zu konzentrieren, so kannst du dennoch in wenigen Minuten mit Hilfe von Fern-Reiki eine ganze Menge an zukunftssichernder Heilenergie verschicken. Besonders dann, wenn du den Kraftverstärker Cho Ku Rei mit hinzunimmst. Und selbst wenn du im Moment weltweit der einzige wärst, der zum Beispiel auf den Regenwald oder den amerikanischen Präsidenten Reiki schickt, so wäre das immer noch besser, als gar nichts zu tun. Denn keine Bemühung wird verlorengehen. Allerdings solltest du bei allen Reiki-Übertragungen darauf achten, in keiner Weise zu versuchen, ein von dir bestimmtes Ergebnis erzielen zu wollen. Das würde den heilsamen Effekt der Reiki-Kraft eher in Frage stellen. Niemand von uns weiß letztlich, was am besten ist. Möglicherweise würde das, was wir für richtig halten, alles nur noch schlimmer machen. Sinnvoller wäre es, einfach Energie in eine kritische Situation zu schicken und dem göttlichen Licht sowie der innewohnenden Intelligenz von Reiki zu erlauben, das herauszubringen, was das »höchste Wohl« ist. Vertrauen in die Stärke von Reiki ist allemal wichtiger als die Befriedigung egoistischer Wünsche.

Einen wichtigen Punkt, auf den bei Seminaren für den II. Grad immer ganz besonders hingewiesen wird, kannst du bei »internationaler Reiki-Arbeit« getrost vergessen: den moralischen Aspekt, der besagt, man solle jemand anderen nur mit dessen Erlaubnis Energie schicken. Es ist ein großer Unterschied, ob du einer Person des öffentlichen Lebens oder einer Person aus deinem Bekanntenkreis Reiki übermittelst.Wenn du zum Beispiel Reiki auf bestimmte Politiker schicken möchtest, dann tu das, selbst wenn du nicht deren Einwilligung hast. Politiker sind gewählte oder selbsternannte Volksvertreter, stehen tagtäglich in der Öffentlichkeit und setzen sich demzufolge vielfältigen Einflüssen aus. Bei ihren Entscheidungen stehen sie ständig vielen unterschiedlichen Interessen gegenüber. Sie sind der Einflußnahme der verschiedensten Seiten, wie der Wirtschaft, der Umweltverbände, der Militärs oder anderer Nationen, ausgesetzt.

Ich gehe davon aus, daß sich die meisten unserer Politiker in ihrem Innersten den humanistischen Idealen verschrieben haben. Sie möchten etwas Positives für die Menschen, die sie vertreten, tun. Nur zeigt das Tagesgeschäft, daß sie sich dabei einer Unzahl von Zwängen zu unterwerfen haben und ständig von machtbesessenen, skrupellosen Instanzen unter Druck gesetzt werden.

Aus dieser Überlegung heraus empfehle ich, Politikern auch ohne deren Einwilligung so oft es geht harmonisierende Energie zur Verfügung zu stellen. Politiker befinden sich an den Schalthebeln der Macht, in ihren Händen befindet sich zu einem großen Teil unsere Zukunft, unser Schicksal. Schaffen sie es, den negativen, destruktiven Tendenzen zu widerstehen und stellen sie vermehrt Liebe und Mitmenschlichkeit in den Mittelpunkt ihrer Entscheidungen, so wird sich das für uns als »breite Masse« langfristig mit Sicherheit positiv auswirken.

Und noch ein Nachsatz: Wenn ich von unseren Politikern spreche, so meine ich nicht nur diejenigen, die uns in ihrer Haltung und Politik nahestehen. Ich meine auch solche, die wir ablehnen und eher als »unsere Feinde« bezeichnen würden. Gerade die sogenannten »Bösen«, wie ein Gaddafi, ein Saddam Hussein, ein Schirinowski und so weiter benötigen möglicherweise besonders viel positive Energie, um aus ihrem Karma herauszukommen.

Wenn du nach gleichgesinnten Reiki-Schülern oder -Lehrern suchen solltest, mit denen du gemeinsam etwas gegen die kritischen Entwicklungen auf unserer Welt tun kannst, so sei dir **Reiki Outreach International** (R.O.I.) empfohlen. Hinter dieser Organisation stehen Menschen aus vielen Ländern der Welt, die sich vorgenommen haben, regelmäßig auf Ereignisse, die besonders kritisch sind, Reiki zu schicken. Die R.O.I.-Mitglieder halten ständigen Kontakt untereinander. Sie informieren sich gegenseitig, oft in Form von Telefonketten oder in Rundbriefen, auf welche Teile der Welt sie augenblicklich ihre Konzentration richten wollen.

Unlängst schrieb Jürgen Dotter, europäischer Koordinator von R.O.I. in einem Erfahrungsbericht: *Manchmal, wenn eine Krise eintrat, hatte ich das Gefühl, daß die Energie bereits in dem Augenblick anfing, sich zu verändern, in dem wir uns entschieden, sie als eine R.O.I.-Situation zu nehmen. Sogar schon bevor unsere Mitglieder die Möglichkeit hatten, es von den Mitteilungs-Telefonen zu erfahren. Bitte, ruft an und schließt euch den Übertragungen an. Danke für die Unterstützung unserer Arbeit ...*

R.O.I. geht von der Einsicht aus, daß alles irgendwie miteinander in Verbindung steht: Menschenreich, wie auch Mineral-, Pflanzen- und Tierreich. Nichts kann unabhängig voneinander existieren. Aus diesem Grunde wird dazu aufgefordert, durch die Arbeit mit Reiki und anderen spirituellen Praktiken nicht nur das eigene Ich in einem Zustand von Frieden und Harmonie zu halten, sondern sich darüber hinaus auch dem höchsten Wohl des gesamten Planeten einschließlich des Universums zu widmen.

Hierfür wird innerhalb der R.O.I. folgende **Energie-Übertragung** vorgeschlagen: Zu Beginn der Reiki-Anwendung stellst du dir eine Kugel aus Licht vor. Sie sollte sich dort befinden, wo es für dich am bequemsten ist. Dies kann direkt vor deinem geistigen Auge, vor deinem Herzen oder auf deinem Schoß sein. Auf diese imaginierte Kugel richtest du nun deine Handflächen. Wie du dabei deine Hände hältst, bleibt dir überlassen; gewährleistet muß lediglich sein, daß sie die Reiki-Energie direkt in die Lichtkugel senden.

Nun stellst du dir vor, daß in der Kugel diejenige Situation auftaucht, auf die sich die R.O.I. im Moment festgelegt hat. Einmal angenommen, es geht um die Überschwemmungen in Brasilien, so denkst du innerlich jetzt mindestens dreimal den Satz: »Dies ist die Situation im Katastrophengebiet in Brasilien.« Bei der Verwendung dieses Satzes kommt es darauf an, den Namen der Situation genau so zu wiederholen, wie er in der Telefondurchsage verbreitet wurde. Anschließend denkst du noch dreimal: »Diese Energie wird empfangen zur rechten Zeit und zum höchsten Wohle aller.«

Jetzt, da du mit der Situation verbunden bist, bleibe konzentriert und erlaube Reiki, durch dich dorthin zu fließen. Um deine Konzentration noch zu unterstützen, kannst du geistig den Satz wiederholen: »Reiki heilt jetzt diesen Ort im Kontext einer höheren Ordnung.« Alternativ dazu kannst du den Namen der Situation wiederholen, in die du Reiki schickst. Darauf hinzuweisen bliebe, daß du bei der ganzen Energie-Übertragung bestrebt sein solltest, reines Reiki zu senden. Verzichte darauf, spezielle Ergebnisse zu visualisieren oder zu affirmieren. Sende einfach Reiki in dem Vertrauen, daß das Resultat der göttlichen Ordnung entsprechen wird.

Von der R.O.I. wird vorgeschlagen, sich pro Tag fünfzehn Minuten Zeit für eine einzelne Situation zu nehmen. Werden verschiedene Situationen mit Energie versorgt, so sollte jede etwa zehn Minuten lang Reiki bekommen. Nach Beendigung der Energie-Übertragung kannst du deine Handflächen reiben, um die Verbindung mit der Situation zu unterbrechen. Wenn du magst, dann danke zum Abschluß dafür, daß du dienen durftest.

Solltest du nun Lust bekommen haben, dich gemeinsam mit der R.O.I. zu engagieren, so nenne ich dir hier eine Adresse, an die du dich wenden kannst:

Reiki Outreach International
»Deutsches Zentrum«
Postfach 326
D-83090 Bad Endorf
Tel.: 0 80 53/92 42

Erdheilungszeremonie mit dem Bergkristall

Im letzten Teil dieses Kapitels möchte ich dir eine sehr kraftvolle Form vorstellen, mit der du unserem Planeten etwas von der Energie wieder zurückgeben kannst, die du von ihm tagtäglich empfängst. Im Grunde genommen handelt es sich hier um eine indianische Zeremonie, die auf Geistheilung beruht, doch habe ich selbst erlebt, daß sie sich durch die Hinzuziehung des II. Reikigrades in ihrer Wirkung noch steigern läßt.

Die Zeremonie kann allein oder auch im Kreise einer Gemeinschaft durchgeführt werden. Natürlich baut sich ein höheres Energiefeld auf, je mehr Teilnehmer dabei sind. Diese Zeremonie dauert insgesamt zwischen einer und drei Stunden. Dies ist abhängig davon, ob du geduldig und gelassen bleibst, und wieviel Zeit du dir vor und nach dem eigentlichen Hauptteil gönnst. Vor- und Nachbereitung sollten in der Regel auch als ein Teil dieser Zeremonie genutzt werden. Die Praxis zeigt, daß die Höhe des erreichten Energieniveaus stark von inneren und äußeren Faktoren abhängt.

Für diese Heilungszeremonie benötigst du einen Bergkristall mit einer intakten Spitze. Am unteren Ende sollte er möglichst gerade sein, damit du ihn hinstellen kannst. Es wäre gut, wenn er mindestens fünfzehn Zentimeter messen würde. Nach oben ist keine Grenze gesetzt. Bevor du mit der Zeremonie beginnst, solltest du dich, den Bergkristall und alle Teilnehmer reinigen. Die Indianer tun dies mit Hilfe diverser heiliger Kräuter, unter anderem mit Salbei oder Süßgras. Auch Weihrauch ist gut geeignet. Als Reiki-Anwender wirst du zur Reinigung vermutlich eher die Kraft des Sei-He-Ki-Symbols benutzen. Lasse dir genügend Zeit bei der Reinigung, da hiervon abhängt, ob du reine oder aber individuell verfärbte Energie weiterleitest. Wenn du die Prozedur der Reinigungen beendet hast, stellst du den Bergkristall entweder vor dich hin oder plazierst ihn in die Mitte des Kreises aller Beteiligten. Ob du stehst oder sitzt, ist im Grunde genommen egal. Allerdings habe ich die Erfahrung gemacht, daß Sitzen für mich angenehmer ist, da es mir in dieser Position leichter gelingt, Reiki zu verschicken.

1. Nun beginne mit der eigentlichen Zeremonie, indem du viermal durchatmest. Laß den Atem deinen Körper so weit wie möglich erfüllen.

2. Mache dir deine Körperhaltung bewußt. Dein Rücken sollte gerade, aber nicht steif sein, deine Bauch- und Kiefermuskulatur sollte entspannt sein. Schließ nun die Augen und stimme dich auf die Übermittlung von Fern-Reiki ein.

3. Bei deinem nächsten Einatmen vergegenwärtige dir die heilige Energie, die im Zentrum deines Wesens liegt. Wenn du ausatmest, siehst du einen Teil dieser Energie an deiner Vorderseite hinunterfließen. Von dort gelangt sie in die Erde und bewegt sich beim Einatmen an der Rückseite deines Körpers wieder empor. So führt der Rhythmus des Ein- und Ausatmens dazu, daß sich allmählich ein Kreis um dich herum bildet. Dieser umschließt sowohl deinen stofflichen Körper wie auch dein energetisches Kraftfeld, welches sich außerhalb von dir befindet ... Sieh, wie sich dieser Kreis von einem Punkt über deinem Kopf an der Vorderseite herunterbewegt, durch die Erde fließt und anschließend über den Rücken wieder aufsteigt, bis er seinen ursprünglichen Punkt erneut erreicht. Du kannst diesen Kreis als weißes Licht visualisieren, als regenbogenfarbenes Licht oder in jeder anderen beliebigen Farbe. Wichtig ist nur, daß du dich sicher und lebendig fühlst.

4. Bei deinem nächsten Ausatmen solltest du den Kreis sich erst langsam, dann immer schneller drehen lassen, bis er durch die zunehmende Beschleunigung zu einer Kugel aus Licht wird, die dich von nun an umgibt und beschützt.

5. Wenn du das nächste Mal einatmest, begib dich wiederum zum Zentrum deiner heiligen Energie in deinem Inneren und spüre, ob du davon etwas abgeben oder mit anderen teilen magst. Dann schicke den Menschen um dich herum so viel Energie, wie du meinst, abgeben zu können. Spiele dabei nicht den Helden, indem du mehr gibst, als gut für dich wäre. Sei aber auch kein Geizkragen und halte Energie zurück, die du durchaus mit anderen teilen könntest.

6. Mach dich jetzt gleichzeitig bereit, von anderen Menschen Energie entgegenzunehmen. Öffne dich für die Anteile, die andere auf dich übertragen möchten. Auf diese Weise bist du durch Geben und Nehmen mit den Individuen deiner Umgebung verbunden.

7. Beginne nun ganz gezielt, Reiki von deinen Händen ausgehend in den Bergkristall vor dir zu schicken. Lasse die Reiki-Energie wie einen Sonnenstrahl den Kristall berühren und auf diese Weise die Reiki-Kraft mit der Energie des Bergkristalls verschmelzen. Du weißt, daß Bergkristalle die Fähigkeit haben, zu empfangen, zu senden und zu verstärken. Laß die Reiki-Energie für einen Moment im Kristall ruhen, ehe sie vergleichbar einem perfekten Regenbogen mit allen Spektralfarben wieder heraustritt. Das Spektrum reicht von Schwarz über Infrarot, Rot, Orange, Gelb, Grün, Blau, Indigo, Violett, Ultraviolett bis hin zu Weiß. Sei dir darüber im klaren, daß jedes Regenbogenband heilsame Energie enthält, welche in der Lage ist, alles positiv zu beeinflussen, was von ihr berührt wird.

8. Sieh, wie die regenbogenfarbene Reiki-Energie sich in den Himmel erstreckt, einen Bogen beschreibt und wieder zur Erde zurückkehrt. Hier tritt sie durch die festen Schichten, auf denen wir uns befinden, hindurch, gleitet durch die Flüssigkeiten darunter, durch die Gase und Äther, bis sie sich mit dem Erdmittelpunkt vereinigt. Auf diese Weise hat sich die universelle Energie unter Zuhilfenahme des Kristalls sowohl mit der himmlischen wie der irdischen Energie verbunden.

9. Nachdem diese Verschmelzung stattgefunden hat, bringe den vielfach aufgeladenen Energiestrahl durch die verschiedenen Schichten wieder nach oben. Laß den Regenbogen durch deine Fußsohlen wieder in dich eintreten und dann durch deine Beine, die Wirbelsäule hinauf, durch den Hals bis hinein in den Kopf fließen. Anschließend verläßt dich der Energiestrahl erneut - nur jetzt durch dein Scheitel-Chakra.

10. Von hier aus sendest du ihn hinauf in Richtung Sonne und läßt ihn sich sodann mit der Energie der Sonne verbinden. Länger und länger wird der Strahl, der unaufhörlich aus deinen Händen gespeist wird. Die Sonne wird sich von dem Regenbogen alles nehmen, was sie zur Heilung benötigt und wird ihm alles geben, was sie im Moment bereithält.

11. Wenn auch diese Verschmelzung stattgefunden hat, bringe den Strahl des Regenbogens noch einmal zurück in den Kristall. Fühle die Energie dort, und sieh, wie sie sich durch ihre Verschmelzung mit der Erde und mit der Sonne verändert und aufgeladen hat.

12. Der Strahl, der diesmal aus dem Bergkristall heraustritt, verfügt nun über deine, die universelle sowie die Energie des Kristalls, der Sonne und der Erde. Dieser kraftvolle Strahl ergießt sich nun unaufhörlich über den Ort, an dem du gerade bist. Du kannst dir sicher sein, wenn die regenbogenfarbene Reiki-Kraft dieses Land berührt, können alle Wesen, die es bewohnen, sich davon so viel nehmen, wie sie im Moment zur Heilung benötigen.

13. Sende nun den Strahl in einem weiten Bogen nordwärts, bis er den Nordpol unseres Planeten erreicht.

14. Mache das gleiche in südlicher Richtung, bis er den Südpol erreicht. Ziehe dann die Mitte in die Höhe, so daß du einen riesigen Bogen aus Regenbogenlicht sich von Norden nach Süden über die Stelle erstrecken siehst, auf der du gerade stehst. Bedenke, daß die Farben und Energien des aufgeladenen Reiki-Strahles den Kindern der Erde alles geben können, was sie brauchen, um Hilfe und Zuversicht zu erfahren.

15. Sende nun - als würdest du einen Teppich ausrollen - den Strahl in östlicher Richtung um den Globus. Betrachte alle Länder und Meere, die er überquert und bedeckt. Schließlich hat er so viel Kraft entwickelt, daß er die Erde in einen regenbogenfarbenen Teppich eingehüllt hat.

16. Während dieser riesengroße Reiki-Teppich die Erde umspannt, kannst du dich einzelnen Orten, Ländern, Tieren, Pflanzen und auch Menschen zuwenden, die dir besonders am Herzen liegen. Schicke ihnen liebevolle Segenswünsche ...

17. Wenn du mit deinen Segenswünschen fertig bist, wirst du beginnen, den Regenbogen in umgekehrter Reihenfolge wieder auf seine ursprüngliche Größe einzurollen. Anschließend schicke ihn zurück in den Kristall, wo er verbleibt und Kraft für die Zukunft entwickelt.

18. Werde dir jetzt nach und nach wieder deiner Atmung und des Energiekreises bewußt, der dich umgibt und beschützt.

19. Ziehe mit den nächsten Atemzügen soviel du magst an Energie aus dem Kristall heraus und laß sie in deine Kugel eintreten. Dieser nun aufgenommene Teil wird dir im besonderen helfen, zu wachsen und deinen Weg in Harmonie mit der Schöpfung zu gehen.

20. Vergewissere dich, daß du gut geerdet bist, bevor du deine Augen öffnest. Nun schau dich um. Sieh, ob sich irgend etwas verändert hat. Dann geh hinaus in die Natur und betrachte die Schönheit, die dich umgibt. Anschließend solltest du dir und deinen Freunden genügend Zeit für eine Reflexion einräumen.

In seinem Buch »Das Medizinrad Praxisbuch« schreibt Sun Bear, daß diese Zeremonie schon vielen Menschen geholfen hat, eine engere Verbindung zur Erde zu bekommen und zu allem, was auf ihr lebt. Durch die Verschmelzung der Reiki-Kraft mit den Energien des Kristalls sowie von Erde und Sonne ist sie eine außerordendlich heilsame Übung für dich selbst und für unseren Planeten. Sie unterstützt dein Wachstum und hilft dir, deiner Verbindung mit der Gesamtheit des Lebens bewußt zu werden.

Erst wenn der letzte Baum gerodet,
der letzte Fluß vergiftet,
der letzte Fisch gefangen ist,
werdet ihr feststellen,
daß man Geld nicht essen kann.

(Indianische Weissagung)

9. Kapitel

Das Auflösen bestehender Blockaden

Alle Energiestaus und emotionsbestimmten und verfestigten Verhaltensmuster schwingen langsamer als positive Gefühle - Liebe, Freude, Begeisterung.
Jeder Gedanke der Liebe erhöht unsere Schwingungsfrequenz und lagert sich in unserem Sein als schneller schwingendes Energiepaket ab.

(Paula Horan, amerikanische Reiki-Lehrerin)

Bei Ganzkörperbehandlungen wirst du immer wieder feststellen, daß sich die Empfindungen in deinen Händen von Position zu Position unterscheiden. Mal fühlt sich eine Stelle von Beginn an sehr warm an, mal überwiegt ein Kribbeln, mal bleiben die Hände regelrecht kalt, mal empfindest du selbst als Behandler diese Körperstelle als unangenehm, mal scheinen deine Hände festzukleben und mal sich abheben zu wollen. Zwangsläufig wirst du deshalb als Behandler mit jeder Position unterschiedlich umgehen. Schwerpunkt in diesem Abschnitt soll allerdings der Umgang mit Störungen im Energiefluß sein.

Unter dem Stichwort »Blockaden im Körper eines Menschen« lassen sich verschiedene Phänome zusammenfassen. Allgemein läßt sich definieren, daß »Blockaden« bestimmte, deutlich wahrnehmbare Zonen oder Punkte sind, an denen der Fluß des körpereigenen »Ki« gestört oder unterbrochen ist. Die Störungen lassen sich hierbei nach Stärke, Tiefe und dem Zeitpunkt der auslösenden Situation in verschiedene Schweregrade unterteilen. Blockaden, die durch ein sehr massives Trauma ausgelöst wurden oder die sich bereits vor langer Zeit an einer Stelle festgesetzt haben, lassen sich nur durch umfangreiche Bemühungen heilen. Dagegen gelingt es bei leichteren Störungen relativ schnell, diese aufzulösen.

Energetische Staus können durch die unterschiedlichsten Auslöser verursacht worden sein. So verfestigen sie sich häufig dort, wo körperliche Verletzungen vorliegen. Dies können Knochenbrüche, Narben, Prellungen oder Operationen sein. Weitere wesentliche Auslöser können darüber hinaus insbesondere psychische Faktoren sein. Zu diesen gehören Schocksituationen (z. B. wenn ein Kind Zeuge eines Verkehrsunfalles wird) oder kritische und nicht abwendbare Lebensereignisse, wie der Verlust eines nahen Angehörigen. Auch seelische Verletzungen durch beschämende Äußerungen oder Mißhandlungen können sich zu Blockaden auf körperlicher Ebene entwickeln.

Des weiteren können negative Gedanken und Erwartungshaltungen die Energie stauen. Besonders diesen Umstand machen wir uns viel zu selten bewußt. So sammeln sich unsere gedachten Botschaften in unserem feinstofflichen Körper, ohne daß wir diesen Umstand bemerken. Irgendwann verselbständigen sich unsere negativen Gedanken und entwickeln eine Eigendynamik. Auf diese Weise setzen sie sich an besonders schwachen Stellen in unserem Körper fest und unterbrechen hier den Energiefluß.

Energiestaus und Blockaden lassen sich mit Hilfe von Reiki recht gut erspüren. Ein sicheres Indiz für das Vorhandensein einer Blockade ist dann gegeben, wenn du bei einer Person bei mehreren Behandlungen an verschiedenen Tagen immer wieder bemerkst, daß eine bestimmte Zone nicht warm werden will. Kälte, verbunden mit dem Gefühl, daß kein Energiefluß einzusetzen beginnt, zeigt dir als Behandler, daß es sich mit an Sicherheit grenzender Wahrscheinlichkeit um eine Blockade handelt. Und in der Regel gilt: je unangenehmer das Gefühl beim Behandler und je stärker das Empfinden von Kälte ist, um so tiefer sitzt die Blockade, beziehungsweise um so älter ist sie. Wenn du dir jedoch nicht sicher sein solltest, inwieweit in einem bestimmten Fall eine Blockade vorliegt, so kannst du einen zweiten Reiki-Behandler fragen, ob er die gleiche Empfindung an der betreffenden Stelle hat wie du.

Eine andere Möglichkeit des Aufspürens von energetischen

Stauungen sieht so aus, daß du dich zunächst auf deinen Partner einstimmst. Dann bewegst du deine Hände wie bei einer Aura-Massage langsam in geringem Abstand über seinen Körper. Hierbei stellst du mental die Frage: »Wo finde ich das Zentrum des Widerstandes, der diesen Menschen daran hindert, das zu tun und zu erreichen, was eigentlich in ihm steckt.« Diese Methode wird dich sehr schnell und direkt auf die Blockaden stoßen lassen, die momentan am wirksamsten die Energie desjenigen negativ beeinflussen, den du gerade behandelst. Du umgehst hiermit eine Vielzahl von Einzelsitzungen, da du dich direkt auf die Suche nach zugrundeliegenden Blockaden machst.

Bei meiner Bekannten spürte ich immer wieder eine wahnsinnige Kälte an den Hüften. Wir konnten uns diesen Umstand erst nicht erklären, bis wir auf die Idee kamen, daß es sich hier um eine massive Störung des Energieflusses handeln mußte. Später spürten wir eine Blockade im Steißbein auf und behandelten diese mehrfach mit Reiki. Während der Behandlungen tauchten viele Bilder auf, die zurückreichten bis ins Babyalter. Nach und nach merkte ich, wie meine Bekannte die Bilder und Erfahrungen loslassen konnte.

Um Blockaden zu lösen, bieten sich einem Reiki-Anwender verschiedene Möglichkeiten an. Auf einige von ihnen möchte ich nun näher eingehen: Die naheliegendste Methode für diejenigen, die in den II. Grad eingeweiht sind, ist **die Verwendung des Sei-He-Ki-Zeichens**; denn Sei-He-Ki bietet dir den einfachsten Weg an, um Energie-Blockaden zu beseitigen. Gerade, wenn du mental noch nicht so versiert bist oder dich schlecht konzentrieren kannst, solltest du diese Art des Vorgehens wählen.

Angenommen, du führst eine Behandlung mit Auflegen der Hände bei einer anderen Person durch und spürst jedesmal am linken Knie den gleichen Effekt. Deine Hände, die sich bei den vorhergehenden Positionen immer gleich schön erwärmten und dir das Gefühl gaben, alles sei hier in Ordnung, wollen einfach nicht warm werden. Und mit zunehmender Verweildauer auf dem betroffenen Knie stellt sich sogar eine Form von Kälte ein, die dich regelrecht erschreckt. So kannst du mit größter Wahrscheinlichkeit davon ausgehen, daß hier eine Energie-Blockade vorliegt. Übrigens zeigt die Erfahrung, daß in Knien sehr häufig gestaute Energie anzutreffen ist.

Um diese Blockade aufzulösen, beginnst du mit deiner eingeweihten Hand, in wenigen Zentimetern Abstand über dem Knie das Symbol Sei-He-Ki zu zeichnen. Gleichzeitig sprichst du das Mantra dreimal leise vor dich hin beziehungsweise stellst es dir mental vor. Nachdem du diese Handlung vollzogen hast, hältst du beide Hände in leichtem Abstand über das betroffene Knie und läßt die lösende Kraft dieses heiligen Zeichens auf die Blockade einwirken. Parallel dazu kannst du dem Behandelten erklären, was du festgestellt hast und was du deshalb jetzt versuchst. Hilfreich kann es auch für dich sein, dir vom Partner beschreiben zu lassen, was dieser im Moment gerade in seinem Knie verspürt. Die Praxis zeigt, daß eine Reiki-Technik durch verbale Begleitung noch effizienter wird.

Je nachdem, wie ausgeprägt die Blockade ist, wird es seine Zeit dauern, sie mit Hilfe von Sei-He-Ki aufzulösen. Willst du die Behandlung beschleunigen, so kannst du Cho Ku Rei als zusätzliche Kraft verwenden. Cho Ku Rei aktiviert den Fluß der universellen Energie. Gerade wenn du spürst, daß der Energiefluß wieder nachläßt, kannst du wiederholt den Energie-Aktivator verwenden. Auf diese Weise regst du verstärkt die Selbstheilungskräfte des Knies an und bietest ihnen einen Weg, die gestaute Energie sowie alte Verletzungen aufzulösen.

Die zweite Methode, die ich dir hier vorstellen möchte, ist schon etwas komplizierter. Sie setzt einiges an Erfahrung, Sensibilität und Selbstsicherheit voraus. Bleiben wir bei dem oben beschriebenen Beispiel und verwenden diesmal **die Technik des Energieballs**: Wenn sich nach längerer Zeit des Kontaktes keinerlei Veränderungen in deinen Händen einstellen wollen, so hebst du deine Hände langsam parallel etwas an und hältst sie in kurzem Abstand über dem Knie. Nun spüre, wie sich allmählich eine Verbindung durch ganz feines, stecknadelartiges Ziehen zwischen den Handflächen und der gestörten Stelle einzustellen beginnt. Nimm die Verbindung aber nicht nur über die Hände, sondern auch über deine Vorstellungskraft auf.

Gehe jetzt ganz behutsam vor und vermeide ruckartige Bewegungen. Hierdurch würde die unsichtbare energetische Verbindung zwischen Reiki und der gestauten Energie abreißen. Wenn du nun mental wie auch mit den Händen spürst, daß ein stabiler Kontakt zu der Energie der Blockade hergestellt ist, so deute durch mehrmaliges leichtes Anheben der Hände an, daß du bestrebt bist, die negative Energie aus dem Knie herauszulösen. Dann beginne durch fließende Bewegungen, einen unsichtbaren Energieball mit deinen Händen über der betreffenden Zone zu formen. In diesem soll die blockierte Energie komprimiert werden. Wenn du nach verschiedenen Versuchen der Formung spürst, daß der Ball rund und komplett mit Energie gefüllt ist, so lasse beide Hände drumherum. Fast sieht es jetzt von außen so aus, als hieltest du ein unsichtbares Gefäß ganz vorsichtig fest. Nun hebe den Energieball mit schneller Bewegung hoch und bewege die Hände zügig weg von dem behandelten Knie. Hierdurch löst du die gestaute Energie aus der betreffenden Körperpartie heraus und führst sie ab. Schüttle zum Ende dieses Vorganges die Hände für einige Sekunden weit weg vom Körper nach unten aus und erlaube der Erde, die befreite Energie aufzunehmen und zu transformieren.

Wiederhole diese Technik je nach Bedarf mehrere Male, bis du den Eindruck erlangst, daß sich kaum noch Energie aus der Blockade herausziehen läßt. Lege dann zur Kontrolle erneut beide Hände auf das Knie und prüfe die Reaktion. Sollte sich die Stelle nun anders anfühlen als zuvor, das heißt, du spürst beispielsweise ein Warmwerden oder Ziehen, so setze die Reiki-Übertragung nun ganz normal weiter fort. Sollte statt dessen nach wie vor keine Energie fließen, so bleibt dir nichts anderes übrig, als die zuvor beschriebene Technik des Blockadelösens einige weitere Male zu wiederholen.

Nachtragen möchte ich noch, daß sich diese Methode auch sehr gut zur Entstörung von Narben anwenden läßt. Gerade Verletzungen der Haut oder des Bindegewebes werden oft unterschätzt. Sie können jedoch, wenn sie nicht energetisch aufgelöst werden, lebenslange Blockaden oder Störfaktoren im Energiefluß eines Menschen sein. Nimm dir deshalb die Zeit, um Narben bei dir und anderen zu entstören. Abschließend ein Hinweis: Bei der Behandlung von Narben können empfindliche Schmerzen entstehen. Diese bedeuten aber nichts Negatives. Vielmehr zeigen sie, daß sich die negative Energie der Narbe allmählich verflüchtigt.

Um das Thema abzurunden, möchte ich dir als drittes beschreiben, wie sich **mit Heilsteinen alte Blockaden lösen** lassen. Allerdings funktioniert diese Methode nur mit einem Hilfsmittel. Du benötigst dafür einen Bergkristall, den du möglichst nur zum Auflösen von Blockaden verwendest. Am besten sollte er eine Länge von etwa zehn und eine Breite von zwei bis drei Zentimetern besitzen. Kristalle dieser Form und Größe sind am handlichsten und lassen sich besonders gut zu Heilzwecken benutzen. Für die Wirkung des Steines ist es unwichtig, ob er unbehandelt und rauh aussieht oder ob er glatt geschliffen wurde und dadurch »perfekt« erscheint. Er sollte aber in jedem Fall auf der einen Seite über eine Spitze verfügen und muß unbedingt vor Beginn der Anwendung gereinigt werden.

Zur Reinigung werden die unterschiedlichsten Formen empfohlen. Die gebräuchlichsten sind:

- du reinigst den Kristall unter lauwarmem fließenden Wasser
- du legst ihn auf den Rasen in die Sonne
- du legst ihn in eine Schale mit Salzwasser
- du visualisierst, wie säuberndes weißes Licht den Stein erfüllt
- du hälst den Stein zwischen den Fingern und pustest das Negative raus
- du läßt Sei-He-Ki-Energie in den Kristall hineinfließen

Unterstellen wir einmal, du hast bei jemandem im Verlauf einer Reiki-Behandlung eine tiefsitzende »Verwundung« auf dem Brustkorb im Bereich der Thymusdrüse festgestellt. Willst du nun diese gebundene Energie freisetzen, so halte mit der einen Hand den Kontakt zu der Stelle aufrecht. Auf diese Weise bereitest du die Kristall-Anwendung vor. Nach einer Weile nimmst du den Bergkristall in deine andere Hand und richtest dessen Spitze vorsichtig auf das Zentrum der blockierten Zone. In dieser Position verweilst du eine Zeitlang und spürst, was sich ereignet. Nach und nach sollte sich der Kristall auf die gestaute Energie wie ein Magnet auswirken. Wenn du merkst, daß sich eine Verbindung zwischen der Blockade und dem Bergkristall eingestellt hat, beginne mit kleinen, kreisenden Bewegungen. Anfangs bleibst du noch für ein paar Sekunden nahe am Körper, dann vergrößerst du die Kreise und bewegst den Kristall spiralförmig immer weiter von der Blockade weg.

Auf diese Weise zieht der Bergkristall die negative Energie aus der Stelle heraus und nimmt sie mit fort. Am Ende der Bewegung streichst du den Kristall einige Male hinter dir auf dem Boden ab und läßt die herausgezogene Energie in Richtung Erde abfließen. Ähnlich wie bei der zuvor beschriebenen Technik wirst du diesen Vorgang so oft durchführen, bis sich keinerlei Energie mehr herausziehen läßt und der Behandelte sich befreit fühlt. Im Anschluß an die Behandlung kannst du vergleichen, ob die Reiki-Kraft jetzt besser fließt als zu Beginn. Sollte dies noch nicht in ausreichendem Maß der Fall sein, so führe die beschriebene Methode erneut einige Male durch. Falls sich das zugrundeliegende Trauma als sehr massiv und hartnäckig erweist, wirst du womöglich die Technik des Blockade-Lösens auch bei den folgenden Behandlungen in den nächsten Tagen einsetzen müssen.

Solange ich denken kann, hatte ich Probleme mit meinem Unterleib. Als mir ein Bekannter empfahl, eine Methode zur Beseitigung energetischer Blockaden durchzuführen, war ich überrascht, daß ich darauf nicht schon längst selbst gekommen war. Häufig schon hatte ich meinen Unterleib behandelt - hatte aber nie das Gefühl gehabt, daß dort wirklich genug Energie floß ... Nun versuchte ich, den Energiestau mit dem Harmonisierungssymbol des II. Grades zu beseitigen. Ich war ganz erstaunt, wieviel Energie nach und nach zu fließen begann und wie warm die behandelte Stelle wurde, nachdem ich mehrfach das Symbol Sei-He-Ki darüber gezeichnet hatte ... Einige Tage später bot mir mein Bekannter an, mich einmal mit einem Bergkristall zu behandeln. Als er mir einen runden Kristall auf den Unterleib legte und darüber Sei-He-Ki schrieb, wurde mir unglaublich warm und ich mußte ganz herzhaft lachen, ohne damit aufhören zu können ... Auf weitere Methoden konnten wir getrost verzichten, denn ich fühlte mich wie neugeboren.

Die Techniken, die ich dir hier in ihrer Reinform beschrieben habe, können selbstverständlich auch im Kontext einer Fernbehandlung durchgeführt werden. Dabei mußt du alle nötigen Schritte und Handlungen mental im Geist vornehmen. Dies setzt allerdings ein hohes Maß an Visualisations- und Konzentrationsfähig-

keit voraus. Du solltest dich deshalb an einen ruhigen Ort begeben, an dem du dich ungestört entspannen kannst, bevor du damit beginnst, Fern-Reiki zu verschicken. (Wenn du damit Schwierigkeiten hast, so lies noch mal den Abschnitt über die »Bedeutung der Einstimmungen« durch, meditiere ein wenig mit Hilfe des Atems und geh dann nach Innen.)
Wenn du nun einer Person Reiki schickst und dabei merkst, daß irgend etwas bei der Energie-Übertragung nicht stimmt, so konzentriere dich im Geist auf einzelne Körperstellen und spüre hier mental, wo eine Blockade vorliegt. Hast du die Ursache für die Störung gefunden, so kannst du eine der drei Möglichkeiten zur Auflösung von Blockaden verwenden. Solltest du dich für die Methode des Energieballs entscheiden, so stelle dir vor, die Person würde jetzt vor dir liegen. Halte deine Hände dorthin, wo in deiner Vorstellung die Blockade sitzt. Dann verfahre zur Auflösung der Blockade genau so, wie ich es weiter oben beschrieben habe. Du tust also einfach so, als wäre die Person anwesend und läge vor dir. Mit deinen Händen formst du vorsichtig einen Energieball über der betroffenen Blockade und ziehst anschließend die gebundene Energie heraus.

»Über der Stelle, wo ich den Energiestau bemerkt habe, forme ich mit meinen Händen die Energie über der Haut zu einem Ball. Es ist wichtig, diesen Vorgang sehr bewußt und langsam auszuführen, damit die Energie nicht aus Versehen abreißt. Wenn ich das Gefühl habe, ich habe genug Energie aus der gestauten Stelle herausgeholt, ziehe ich vorsichtig den Ball vom Körper weg und werfe ihn dann hinter mich. Bevor ich meine Hände wieder über die behandelte Körperstelle lege, um zu vergleichen, wie die Energie nach der Behandlung fließt, schüttle ich meine Hände aus. Den Vorgang kann ich durchaus mehrfach wiederholen, bis es sich für mich richtig anfühlt.«

Während meiner Tätigkeit als Reiki-Lehrer ist mir ein Phänomen immer wieder aufgefallen: Kaum jemand, der in Reiki eingeweiht ist, nutzt bei Behandlungen die Techniken zum Auflösen von Blockaden. Die meisten merken zwar bei Reiki-Anwendungen, daß einzelne Stellen einfach keine Energie annehmen wollen, doch auf die Idee, daß es hier eventuell gilt, eine Blockade aufzulösen, kommen sie nicht. Manchmal fehlt es ihnen darüber hinaus auch am nötigen Vertrauen in die eigenen Fähigkeiten. Und dabei sind die Techniken, obwohl sie auf den ersten Blick recht kompliziert erscheinen, im Grunde genommen sehr einfach. Du mußt dich nur trauen, sie anzuwenden.

Das Auflösen von Blockaden kann die Wirkung einer Behandlung ungemein beschleunigen. Es kann die gemeinsame Zeit bereichern und sogar regelrecht Spaß machen - gerade wenn du miterleben darfst, wie sich derjenige, den du behandelst, freier und gelöster fühlt. Es ist ein schönes Gefühl, zu spüren, wie sich ein Wachstumsprozeß bei jemand anderem ankündigt. Versuche deshalb ruhig öfters mal, eventuelle Blockaden über die eine oder andere Methode zu entstören, selbst wenn du dir nicht ganz sicher bist, ob tatsächlich eine Blockade vorliegt. Schaden kann es in gar keinem Fall, und wenn du damit helfen kannst, um so besser.

Indem du bei anderen Menschen Blockaden feststellst, beziehungsweise diese unterstellst, löst du indirekt gleichzeitig auch deine eigenen Blockaden. Du demonstrierst, daß du ohne Scheu in der Lage bist, auch ungewöhnliche Methoden zu beherrschen und sie anzuwenden, anstatt dich einzig und allein auf das Auflegen der Hände zu konzentrieren. Setze neben Gelassenheit, Demut und dem Vertrauen in die Wirkung der Reiki-Kraft ruhig hin und wieder auch dein Ego ein. Indem du besondere Techniken gezielt benutzt, wirst du selbst zum Reiki-Therapeuten. Selbstvertrauen in die eigenen Fähigkeiten hat auch bei Reiki-Anwendungen unterstützende Wirkung. Und manchmal wird alles viel leichter, wenn du deiner Kreativität, den spielerischen Anteilen sowie deinem Inneren Kind bei Reiki-Sitzungen mehr freien Lauf läßt, als alles zu ernst und zu »heilig« anzugehen ...

Der Mensch kann nicht zu neuen Ufern aufbrechen,
wenn er nicht den Mut aufbringt,
die alten zu verlassen.

(André Gide)

10. Kapitel

Verschiedene Techniken der Reiki-Mental-Behandlung

Deprogrammier-Technik

Die Deprogrammier-Technik ist vermutlich die Methode, die am häufigsten bei Seminaren für den II. Grad gelehrt wird. Darüber hinaus ist sie eine der Methoden, die am seltensten angewendet wird. Denn sie erscheint auf den ersten Blick recht kompliziert. Es setzt einiges an Übung und Erfahrung voraus, die einzelnen Schritte in liebevoller, ruhiger Weise vorzunehmen. Dies mag sicherlich der Hauptgrund sein, warum viele Reiki-Schüler eher ihre Finger davon lassen.

Mit dieser Technik besitzt du ein kraftvolles Instrument, um alte ungewollte oder negativ erlebte Muster zu beseitigen beziehungsweise sie gegen wünschenswertere auszutauschen. Manche therapeutischen Schulen vergleichen den Menschen mit einem Computer. In diesem werden im Verlauf des Lebens, bedingt durch Beschämungen, körperliche und psychische Verletzungen, Bestrafungen, Schicksalsschläge, Trauer und Angst häufig »Programme« installiert, die nicht im Einklang mit der Harmonie und Weisheit der Schöpfung stehen. Diese Negativ-Programme lassen sich ausdrücken durch Haltungen, wie: »Ich darf nicht so sein, wie ich bin«, »Ich muß meine Bedürfnisse verstecken«, »Sei hart und fühle nicht!«, »Ich bin es nicht wert, geliebt zu werden« oder auch »Ich werde immer allein bleiben und nie glücklich werden.«

Die Deprogrammier-Technik soll nun dazu dienen, die alten, negativen Verhaltensmuster zu löschen und sie gleichzeitig gegen neue, positive zu ersetzen. Sie bedient sich dazu bestimmter Suggestionen, die förderliche, heilende oder vervollkommnende Formulierungen enthalten. Das Ziel dieser Technik besteht darin, die alten Glaubenssätze mit Hilfe von Reiki tief im Inneren des Unterbewußtseins auszulöschen, um sie durch neue Suggestionen zu überschreiben.

Bei der Erstellung von persönlichen Suggestionen solltest du jedoch einige wesentliche Grundsätze beachten. Verwende auf gar keinen Fall die Wörter »nicht« oder »nie«. Vermeide deshalb, wenn du zum Beispiel gern schlanker sein möchtest, eine Suggestion, die lauten könnte: »Ich will nicht mehr so viel essen«, sondern verwende statt dessen einen positiv ausgedrückten Satz. Mit der Formulierung »Ich nehme immer mehr ab und erreiche mein Idealgewicht«, gibst du deinem Unterbewußtsein die Richtung vor. Du teilst ihm mit, was du gern für dich erreichen möchtest. Auf ein solches Ziel kann es sich eher einlassen, als wenn du ihm nur etwas durch ein »Nicht« verbietest oder wegnimmst. (Dies gilt übrigens auch in der Erziehung von Kindern.) Ein zweiter Punkt, den ich wichtig finde, ist die Einfügung eines Verlaufsaspektes. Statt zu sagen »Ich bin ausgeglichen und fühle mich sicher«, solltest du lieber die Formulierung verwenden: »Ich werde von Tag zu Tag ausgeglichener und sicherer.« Als letztes sei darauf hingewiesen, daß Suggestionen nicht zu kompliziert, sondern eher einfach formuliert werden sollten.

Wenn du jemanden mit der Deprogrammier-Technik behandeln möchtest, dann wirst du mit ihm vorab besprechen müssen, welche Themen oder Probleme bearbeitet werden sollen. Möchte ein Klient von dir beispielsweise etwas an seinem persönlichen Ausdruck und seiner Sprache ändern, so könnte die positiv formulierte Suggestion lauten: »Ich fühle mich sicher und beginne zunehmend, mein Herz zu öffnen.« Für jemanden mit Verdauungsproblemen dagegen könnte der Satz: »Mehr und mehr lerne ich intuitiv, was mir gut tut« angebracht sein. Und ein Mensch, der sich von den Eltern abnabeln möchte, könnte womöglich die Formulierung verwenden: »Ich spüre meine innere Stärke und werde selbständiger.« Solltest du das Thema »Suggestionen« vertiefen wollen, so sei dir das Büchlein von Louise Hay »Heile Deinen Körper« wärmstens empfohlen.

Nachdem geklärt wurde, welcher neue Glaubenssatz in den »Computer« deines Klienten neu einprogrammiert werden soll, kannst du mit der Technik beginnen. Am besten ist es hierbei, wenn du als Behandler stehst und die zu behandelnde Person auf einem Stuhl sitzt. Die Füße der Person sollten dabei fest auf der Erde stehen. Wenn es damit Probleme gibt, so schiebe ein Kissen unter die Füße. Anschließend beginnst du mit der Behandlung. Ich habe sie dir hier Schritt für Schritt beschrieben und hoffe, daß du der Darstellung leicht folgen kannst. Als Begleitung eignen sich besonders gut Glockentöne oder Gong-Musik, da sie bis in sehr tiefe Schichten vordringen und den Zugang zum Unbewußten erleichtern (z. B. die Nadabrahma-CD von Osho).

1. Schritt:
Als Behandler stimmst du dich gründlich ein, stellst dir den ganzen Ablauf der Technik nochmals mental vor, vergewisserst dich, die Suggestion im Kopf zu haben und bittest Meister Usui um Unterstützung bei dieser Reiki-Anwendung.
2. Schritt:
Du stehst hinter dem Empfänger und nimmst Kontakt zu ihm auf, indem du die Aura beziehungsweise das elektromagnetische Feld berührst und in fließenden Bewegungen nach unten hin glättest.
3. Schritt:
Du sprichst das Mantra »Cho Ku Rei« und zeichnest zur Kraftverstärkung das entsprechende Symbol über dem gesamten Hinterkopf.
4. Schritt:
Nun hältst du eine oder auch beide Hände über den Hinterkopf. Es ist hierbei egal, ob du deine Hände direkt auf den Kopf auflegst oder aus einem gewissen Abstand die Reiki-Energie überträgst. Spüre selbst, wie es sich für dich am besten anfühlt und gehe erst weiter zum nächsten Schritt, wenn du das Gefühl hast, den Kontakt zum Unterbewußtsein auch wirklich hergestellt zu haben.
5. Schritt:
Während die eine Hand weiter Kontakt zum Kopf hält, machst du mit der anderen, der »eingeweihten« Hand das Sei-He-Ki-Zeichen hinter dem Kopf an der Medulla und sagst dazu das Mantra einige Male. Außerdem wiederholst du nun auch an dieser Stelle das Cho Ku Rei.
Bis hierher ging es in erster Linie darum, Vertrauen beim Behandelten, verbunden mit einer positiven Erwartungshaltung, zu installieren. Außerdem hast du den Kontakt zum Unterbewußtsein

hergestellt. Als Behandler solltest du übrigens während des gesamten Verlaufs der Deprogrammier-Technik bemüht sein, mental rein zu sein, um nichts von deinen eigenen Persönlichkeitsanteilen zu übertragen. Merkst du, daß in dir dennoch eine gewisse Tendenz besteht, etwas auf deinen Klienten zu projizieren, so solltest du dich innerlich auf Cho Ku Rei konzentrieren oder aber Meister Usui am eigenen Hinterkopf visualisieren.

6. Schritt:

Nun trittst du als Reiki-Behandler neben den Empfänger. Halte mit der einen Hand die Verbindung zur Medulla aufrecht und bringe die andere direkt vor dessen Stirn. Laß aber ein bis zwei Zentimeter Abstand. So angewendet beginnt die Reiki-Kraft auf das Gehirn, oder anders gesagt, auf den »Mental-Computer«, einzuwirken. In dieser Haltung verbleibst du für den weiteren Verlauf der Anwendung.

7. Schritt:

Jetzt stellst du dir vor, wie sich weißes, goldenes oder auch regenbogenfarbenes Licht in dir mehr und mehr ausbreitet - wie es dich ganz erfüllt . . . Laß dann das Licht aus deinen Händen in deinen Partner eintreten, um besonders dessen feinstofflichen Bereich zu reinigen und den Boden für die neue Information zu ebnen. Es kann sein, daß es dir anfangs schwerfällt, eine Vorstellung von Licht in dir zu entwickeln. Verzweifle nicht, wenn es nicht gleich klappt. Beim nächsten Mal geht es bestimmt schon einfacher. (Vielleicht reinigst und erdest du dich beim nächsten Mal vorher etwas gründlicher und stimmst dich noch bewußter auf Reiki ein.) Wichtig ist, daß du dem Behandelten in dieser Phase ein sicheres Gefühl vermittelst, das ihm hilft, sich für die übertragenen Schwingungen zu öffnen und bereit zu sein, ein neues Programm in sich aufzunehmen.

8. Schritt:

Von nun an beginnst du mit der Neuprogrammierung. Hierzu sprichst du leise die zuvor festgelegte neue, positive Suggestion. Um den Effekt zu verstärken, solltest du sie regelmäßig etliche Male wiederholen. Gleichzeitig formulierst du diese auch in deinen Gedanken. Auf diese Weise kann der Empfänger die Suggestion auf verschiedenen Wegen in sich aufnehmen: Über die Kraft der Gedanken auf der mentalen Ebene, über die Reiki-Energie auf der energetischen sowie über die Sprache auf der akustisch-verstandesmäßigen Ebene. (Noch eine Anregung: Falls du im Verlaufe der Programmierung das Gefühl haben solltest, die Suggestion würde irgendwie nicht vom Empfänger angenommen, so könntest du zum Beispiel Stimmlage und Ausdruck beim Sprechen der Suggestion verändern. Weiterhin wäre es denkbar, deren Ausdrucksform auch in deinen Gedanken zu variieren.

9. Schritt:
Du läßt die Hand auf der Medulla und machst mit der anderen vor dem Körper des Behandelten einen »Energiestrich«.

10. Schritt:
Löse dich langsam vom Empfänger und hülle ihn, wenn du magst, durch fließende Armbewegungen in einen Ball mit heilsamer Reiki-Energie ein. Danach schließt du die Deprogrammierung ab, indem du den Behandelten durch das Cho Ku Rei-Symbol versiegelst. (Es ist zu empfehlen, diese Anwendung an sechs aufeinanderfolgenden Tagen und in der anschließenden Woche noch mindestens zweimal zu wiederholen, um das neue Programm auch wirklich fest zu installieren.)

Zusätzlich zu der hier dargestellten Form der Reiki-Anwendung könntest du mit Hilfe des kreativen Visualisierens diese Technik noch ergänzen. Zum Beispiel, indem du dir vorstellst, wie der Empfänger die suggerierten Botschaften immer mehr konkret umsetzt. Möglich wäre es auch, mehrere Suggestionen zu verwenden - jedoch nicht mehr als drei gleichzeitig, da mehr als drei vom Unterbewußtsein nicht mehr umgesetzt werden können. Und schließlich kannst du diese Technik zur Deprogrammierung auch für dich selbst anwenden, nur müßtest du sie dann per Fern-Reiki auf dich übertragen.

Darmsanierung

Nicht immer bringt das Leben in einer Gesellschaft, in der niemand Hunger leiden muß, nur positive Seiten mit sich. Hiervon kann die hohe Zahl derjenigen ein Lied singen, die heute unter Eßstörungen leidet. Übergewichtigkeit verdeutlicht dabei ebenso wie die Gier nach Süßem sowie die unaufhaltsame Zunahme an Lebensmittelallergien, daß irgend etwas mit unserem Eßverhalten nicht mehr in Ordnung ist. In fast allen Fällen handelt es sich dabei weniger um körperliche als um psychosomatische Phänomene.

Im Bereich unseres Verdauungsapparates können die unterschiedlichsten Probleme und Störungen auftreten. Angefangen bei der einfachen Verstopfung, bei Blähungen und Oberbauchschmerzen, reicht die Palette möglicher Erkrankungen über chronische Störungen (Magen-Schleimhaut-Entzündungen, chronische Verstopfung, chronische Dickdarmentzündung/ Morbus Krohn, Vermehrung von Candida-/Hefe-Pilzen im Darm usw.) bis hin zu lebensbedrohlichen Formen von Eßstörungen. Hier sind insbesondere die Bulimie (Eß-Brech-Sucht) sowie die Magersucht zu nennen.

Das Ausmaß der Leiden, das sich hinter den Erkrankungen beziehungsweise Störungen verbirgt, ist von den Außenstehenden nur in den seltensten Fällen nachvollziehbar.

Ein Großteil der Beschwerden unserer Verdauungsorgane findet seine Ursachen bereits im Kindes- oder Jugendalter. Nämlich dann, wenn Kindern die liebevolle Umgebung fehlt, sie unter Leistungsaspekten erzogen werden oder von ihnen das Einhalten festgesetzter Eßnormen verlangt wird (»Du ißt, was auf den Tisch kommt«, »Iß gefälligst deinen Teller leer, wenn du ihn dir so voll machst«, »Bleib am Tisch sitzen, bis alle fertig sind«). Später kommen im Verlauf der Pubertät neue innere Konflikte hinzu. Während Jungen in dieser Zeit durch den Einfluß der Clique zu Alkohol und aggressiverem Verhalten neigen, tendieren Mädchen eher zur Entwicklung spezifischer Eßstörungen.

Bedingt werden diese dadurch, daß Mädchen im Verlauf der Pubertät merken, wie sie sich verändern. Oft aus Angst stemmen sie sich dann mit aller Macht gegen die nun erkennbar werdende Entwicklung ihres Körpers zur reifen Frau. Alles, was an ihnen weiblich zu werden beginnt, versuchen sie zu ignorieren oder heftig zu bekämpfen. Die Vermeidung von Kalorien stellt für viele von ihnen die Methode dar, von der sie annehmen, sie würde ihnen am ehesten helfen, die Entwicklung von Busen und Po zu verhindern. Natürlich führt monatelanges Verweigern von Nahrung nicht nur zu äußerlichen, sondern auch zu innerlichen Veränderungen und birgt die Gefahr eines frühzeitigen Todes in sich.

Mit Hilfe der Reiki-Darmsanierung verfügen Praktizierende des II. Grades über eine Technik, die sich bei jeglichen Formen von Verdauungsproblemen wie auch Eßstörungen anwenden läßt. Dies um so mehr, da sich durch diese Form der Reiki-Anwendung sowohl die körperliche wie auch die psychische Ebene gleichzeitig behandeln läßt.

Seit zirka 12 Jahren litt ich an Darmbeschwerden. Aber erst vor fünf Jahren wurde erkannt, daß es sich um eine chronische Entzündung des Dünndarms mit Pilzbefall handelte. Was mir jedoch neben den periodisch immer wieder auftretenden Schmerzen besonders zu schaffen machte, waren meine Freß-Anfälle. Nicht selten stopfte ich mir nachts, wenn schon alles schlief, ein ganzes Glas mit Nutella in den Hals. Natürlich verbunden mit vielen Schuldkomplexen und Gefühlen von starker Übelkeit im Bauch.

Andere Male verschlang ich Kuchenberge, wenn es mit meinem Mann Streit gab, oder ich kochte mir einen Topf mit Nudeln. Hin und wieder kam es sogar soweit, daß ich mir nach so einem Freßanfall den Finger in den Hals steckte ...

An einem Reiki-Abend wurde mir mit der »Darmsanierung« eine neue Möglichkeit aufgezeigt. Der Gruppe versprach ich, diese Technik nun eine Woche lang täglich anzuwenden.

Gleich beim ersten Mal bekam ich prompt irre Schmerzen - der ganze Bauch tat mir weh. Aber ich hielt durch, da ich mir sagte, daß dies nur eine »Erstverschlimmerung« sein könne. Und dennoch: auch bei den weiteren Behandlungen waren Schmerzen, Krämpfe und Übelkeit angesagt. Ich mußte mich zum Weitermachen regelrecht zwingen. Aber ich wollte durchhalten, denn ich sah in dieser Methode auch eine große Chance.

Heute bin ich froh, durchgehalten zu haben. Seit mehr als zehn Wochen bin ich schmerz- und beschwerdefrei. Ich habe ein ganz neues Bauchgefühl. Mein Arzt war ganz überrascht, als er unlängst feststellte, daß mein Pilzbefall verschwunden ist.

Ach ja, sechs Wochen lang habe ich einmal pro Woche diese Behandlung wiederholt. Danach habe ich es einfach vergessen. Ich finde, es ist ein sehr gutes Zeichen.

Die Technik der Darmsanierung kannst du sowohl bei dir selbst wie auch bei anderen vornehmen. Sie wird in der Regel zwischen 30 und 50 Minuten dauern. Plane einfach diese Zeit für dich ein, um gegen Ende nicht unter Zeitdruck zu geraten. Im folgenden beschreibe ich sie dir so, als würdest du sie bei dir selbst durchführen:

1. Schritt:
Zentriere dich und stimme dich auf die Reiki-Kraft ein.
2. Schritt:
Nimm mit geschlossenen Augen mit Hilfe von Fern-Reiki langsam Kontakt zu deinem Darmausgang auf. Wenn du willst, dann visualisiere zusätzlich vor deinem geistigen Auge den Bereich deines Afters.
3. Schritt:
Verwende jetzt zusätzlich »Sei-He-Ki«, das Symbol zur Harmonisierung und Behebung von Blockaden. Spüre, wie lange dein Darmausgang die heilende Energie anzieht. Gehe erst dann im Verdauungstrakt weiter, wenn du merkst, daß genug Reiki an dieser Stelle geflossen ist. Auf diese Weise schaffst du die Grundlage dafür, deinem Körper das Loslassen zu ermöglichen.
4. Schritt:
Allmählich läßt du nun Stück für Stück deines Dickdarmes vor deinem geistigen Auge auftauchen und lenkst gleichzeitig die Reiki-Kraft dorthin. Sollten dir Blockaden oder Disharmonien an bestimmten Stellen auffallen, so behandle sie gezielt. Verwende hierzu die Methoden zur Auflösung von Blockaden, die dir am naheliegendsten erscheinen.
5. Schritt:
Irgendwann kommst du auf diese Weise am Übergang zum Dünndarm an. Spüre genau, was sich hier tut, ehe du weiter aufwärts gehst. Im weiteren Verlauf der Behandlung kannst du nun entweder über Fern-Reiki längere Zeit »Harmonie« auf das gesamte Darmknäuel schicken oder aber in der zuvor beschriebenen Art und Weise weiterverfahren, indem du Zentimeter für Zentimeter des Dünndarmes durchwanderst. Sollte es dir nützlich erscheinen, angrenzende Organe wie Bauchspeicheldrüse, Leber und Galle mit Reiki zu versorgen, so beziehe sie zusätzlich mit ein.

6. Schritt:
Der Magen, in den du anschließend gelangen wirst, stellt einen neuen Abschnitt der Behandlung dar. Lenke deshalb ganz ausführlich die Reiki-Energie für längere Zeit auf diesen Teil deines Körpers. Solltest du den Eindruck gewinnen, der Energiefluß könnte nachlassen, da du irgendwie abgelenkt bist, so wiederhole die Mantras und Symbole. Zusätzlich kannst du für den Magen zur Intensivierung und Zeitersparnis die Energie mit Hilfe von Cho Ku Rei verstärken.

7. Schritt:
Wenn du schließlich den Magen verläßt, so vergiß nicht, auf Speiseröhre sowie Mund- und Rachenraum Reiki zu schicken. Auch hier befinden sich wichtige Drüsen, die den Verdauungsprozeß beeinflussen.

8. Schritt:
Beende die Fern-Behandlung, indem du dich abschließend am ganzen Körper mit Harmonie versorgst, und hülle dich, wenn du magst, mental in weißes, heilendes Licht ein. Dann bleibe nach Abschluß dieser Reinigungsbehandlung noch eine Weile regungslos und beobachte aufmerksam das Innere deines Körpers. Spüre, wie es sich anfühlt und ob sich eventuell etwas verändert hat.

9. Schritt:
Trinke direkt im Anschluß an die Behandlung ein großes Glas lauwarmen Wassers, um den Abtransport möglicherweise freigesetzter Partikel und Stoffe zu gewährleisten.

Um die Kraft dieser Darmsanierungs-Technik auch wirklich voll und ganz zur Geltung zu bringen, solltest du sie täglich mindestens eine Woche lang durchführen. Denn die Heilung eines so zentralen Bereiches wie des Verdauungstraktes benötigt naturgemäß seine Zeit. Nimmst du dir allerdings die nötige Zeit dafür, so wird dich diese Technik in der Regel nicht nur von vielen verdauungsbedingten Störungen und Eßproblemen befreien, sondern dich möglicherweise auch vor der Einnahme von Medikamenten (manchmal auch vor Operationen) bewahren.

Auf die gleiche Weise, wie hier für Magen, Darm und Speiseröhre beschrieben, läßt sich auch eine Behandlung von Blut- und Nervenbahnen, von Herz, Ohren, Nase und so weiter durchführen.

Allerdings noch ein Hinweis: Solltest du diese Technik bei jemandem durchführen wollen, der akut erkrankt ist, so sollte vorher unbedingt mit einem Arzt gesprochen werden, um die Gefahren einer Erstverschlimmerung abzuwägen. Zum Beispiel, wenn jemand unter einer akuten Darmentzündung leidet oder die Gefahr besteht, daß ein Geschwür aufplatzen könnte.

Reiki-Dusche

Der Begriff »Reiki-Dusche« mag auf den ersten Blick etwas irreführend sein. Indem er den Eindruck vermittelt, er habe etwas mit Wasser zu tun, bietet er Raum für die phantasievollsten Einfälle. Natürlich hat das, was sich hinter dem Wort Reiki-Dusche versteckt, nichts mit Wasser zu tun, und doch ist der Begriff sehr gezielt und treffend gewählt; beschreibt er doch exakt, wenngleich im übertragenen Sinne, die Wirkungsweise von Reiki bei einer speziellen Langzeit-Anwendung.

Nehmen wir einmal an, als Verwaltungsangestellter fühlst du dich an deinem Schreibtisch bei der Arbeit regelmäßig schwach und ausgelaugt, kannst dich schlecht konzentrieren und würdest am liebsten gleich morgens wieder das Büro verlassen. Oder dir fällt als Besitzer eines netten vegetarischen Restaurants regelmäßig auf, in welcher Angespanntheit und Hektik deine Gäste zum Essen eintreffen und daß es nur wenigen gelingt, abzuschalten und den Aufenthalt hier zu genießen. Oder du kannst als Vater nicht begreifen, daß deine Kinder, sowie sie im Auto sitzen, aufgekratzt sind und jede Fahrt zur Tortur machen.

Drei Beispiele, die eines verbindet. Es handelt sich nicht um isolierte Ereignisse, die einmalig auftreten, sondern um Situationen, die sich Tag für Tag wiederholen. Natürlich läßt sich in den beschriebenen Beispielen gut mit Reiki arbeiten. Doch statt hier tagtäglich aufs neue Reiki zu schicken, was auch möglich wäre, empfehle ich in einem solchen Falle eher die Verwendung einer Reiki-Dusche.

Reiki-Duschen eignen sich in erster Linie für Situationen, die immer wieder eintreten. Der wesentliche Unterschied zum reinen

Fern-Reiki besteht darin, heilsame Energie an einem bestimmten Ort fest zu deponieren. Hierzu baust du mit Hilfe von Fern-Reiki an einem dir bekannten Ort ein großes Potential an Reiki-Energie auf (beispielsweise an der Lampe über dem Arbeitsplatz, an einem Türrahmen zum Arbeitszimmer, im Eingangsbereich deines Restaurants, im Inneren deines Autos). Das heißt, du verschickst Reiki mit der Intention, die Reiki-Kraft möge immer dann zum Wirken kommen, wenn sich der Empfänger dem Ort beziehungsweise der Situation nähert. Alsdann versiegelst du die Energie-Übertragung mit »Cho Ku Rei«. Auf diese Weise sparst du viel Zeit, da du die Reiki-Anwendungen nicht ständig zu wiederholen brauchst.

Als »Deponierungsstellen« für die Reiki-Energie bieten sich besonders gut Orte an, die sich durchschreiten oder durchfahren lassen (eine Tür, eine Brücke, eine Allee mit Bäumen). Kommen wir nun an dem Ort vorbei, an dem die Reiki-Dusche für uns eingerichtet ist, so wird die Reiki-Kraft durch die ihr innewohnende Intelligenz von ganz allein aktiviert. Und hier erklärt sich das Wort Dusche: In dem Moment, an dem du die Dusche erreichst, gibt diese die Reiki-Energie an dich weiter - sie übergießt dich sozusagen innerhalb von Sekunden mit einer wahren Energie-Fülle.

Auf diese Weise ist es nicht mehr nötig, Tag für Tag aufs neue Fern-Reikisitzungen vorzunehmen. Die einmalige Installation einer Reiki-Dusche hält Wochen, manchmal Monate an, zumal sich die entnommene Energie teilweise später von selbst wieder auflädt. In der Nähe der Reiki-Dusche wirst du von jetzt ab spüren, daß dir Anstrengungen oder feste Abläufe leichter als früher fallen. Vielleicht merkst du sogar, wie sich die für dich deponierte Reiki-Energie in deinem Körper ausbreitet. Allerdings solltest du mit Hilfe dieser Technik nicht dein Tagespensum über Gebühr steigern, sondern solltest Reiki lediglich dankbar als Unterstützung für diejenigen Abläufe nutzen, die dir sonst mehr Probleme bereiten würden.

Neben den bis hierher aufgelisteten Beispielen ist noch ein Spezialfall für Reiki-Duschen denkbar. Auf allen möglichen Arten von Reisen kannst du solche Energie-Duschen installieren. Hierfür benötigst du allerdings einen gewissen Überblick über den Verlauf der geplanten Strecke. Willst du zum Beispiel morgen zum dritten oder vierten Mal in den Urlaub nach Schweden fahren, so kannst du vorab an besonders markanten Punkten der Reise-Route kraftspendende Reiki-Duschen aufbauen. Zum Beispiel auf einer Brücke, an die du dich gut erinnern kannst oder der Fähre und schließlich an einer Raststation, die du bereits von den vorherigen Urlauben her kennst. Hieraus wird schon deutlich, daß du für die Deponierung der Reiki-Energie den Ort kennen mußt.

Ich könnte von Beispielen berichten, wo Menschen lange Autofahrten ohne Probleme bewältigten, obwohl die Straßen gefroren oder verschneit waren und die Nachrichten-Sendungen voll waren mit Unfallberichten. Doch noch unglaublicher ist ein Vorfall, den ich selbst erlebt habe:

Ich erinnere mich an einen Urlaub mit meiner Frau im letzten Jahr. Wir hielten uns für einige Wochen in verschiedenen Nationalparks der USA auf. Was das Erleben jedoch immer wieder beeinträchtigte, war der Umstand, daß meine Frau unter starken Kreislaufproblemen und Konditionsmängeln litt. Oft wollte sie nur kürzere Wanderungen mitmachen. Oder sie benötigte viel Zeit für oftmals kurze »Trails«.

Aus irgendeinem Grund - logisch und ratsam war das bestimmt nicht gewesen - hatten wir uns allerdings schon zu Beginn des Urlaubs vorgenommen, im Grand Canyon bis zur Talsohle, wo der Colorado fließt, abzusteigen. Nach den Erfahrungen der ersten Wochen war ich mir sicher, daß dies meine Frau hundertzehnprozentig überfordern würde. Denn zwölf Kilometer bei sengender Hitze ab- und später zwölf Kilometer wieder aufzusteigen, stellt selbst für trainierte Sportler ein Höchstmaß an Leistungsanforderung dar. Am Vortag besann ich mich auf Reiki in der Hoffnung, ob es wohl helfen könnte. So nahm ich mir abends etwas Zeit und baute einige Reiki-Duschen für meine Frau entlang des Weges auf. Da ich schon einmal im Grand Canyon unterwegs gewesen war, hatte ich mit der Installation der Duschen keinerlei Probleme.

Am nächsten Tag machten wir uns auf den Weg - bewaffnet mit Hüten und etwa fünf Litern Wasser. Ohne Probleme erreichten wir nach gut zwei Stunden »Indian Gardens«, eine kleine Oase. Schon bis hierher war ich einigermaßen überrascht von der Zielstrebigkeit, mit der meine Frau zu Werke gegangen war. Nun aber hatte ich mich auf eine längere Pause eingestellt, wollte mir gerade die Schuhe ausziehen, als meine Frau fragte, was ich da vorhätte. Sie brauche keine Pause, und so waren wir nach weiteren zwei

Stunden ganz unten im Canyon. Wobei ich dazu sagen muß, daß mir schon etwas die Glieder schmerzten.

Und um es abzukürzen: Irgend etwas schien meiner Frau Flügel zu verleihen. Denn auch auf dem Rückweg kannte sie mit mir keine »Gnade« und trieb mich fast nach oben. Das heißt, sie vorneweg und ich schleppte mich hinterher. Es war absolut nicht zu fassen ...

Daß die Reiki-Duschen wirklich mitverantwortlich für dieses Phänomen waren, fiel mir am kommenden Tag während einer »nur« dreißigminütigen Wanderung im flachen Gelände auf. Hier war ich wieder vorn und meine Frau hatte wie eh und je Kreislaufprobleme. Ohne Reiki hatte sich die alte Konstellation schnell von selbst wieder eingependelt.

Die Installation einer Reiki-Dusche kannst du in mehreren Schritten vornehmen. Du wirst dich wahrscheinlich wundern, wie leicht das geht und wie zuverlässig diese funktionieren wird:

1. Schritt:
Zentriere dich und stimme dich zur Reiki-Fernbehandlung ein.
2. Schritt:
Stelle dir den Ort vor, an dem du die Reiki-Dusche einrichten möchtest.
3. Schritt:
Bitte die Reiki-Kraft, sie möge dort verweilen und auf dich beziehungsweise den möglichen Empfänger »warten«.
4. Schritt:
Wenn du das Gefühl hast, genügend Energie an dieser Stelle deponiert zu haben, so versiegle sie durch »Cho Ku Rei«.

Stärkung der eigenen Ressourcen

Unsere Heimat liegt innen, und da sind wir souverän. Solange wir diese uralte Wahrheit nicht neu entdecken, und zwar jeder für sich und auf seine Weise, sind wir dazu verdammt, umherzuirren und dort Trost zu suchen, wo es keinen gibt - in der Außenwelt.

(James Bugental, Wissenschaftler und Meditationslehrer)

In diesem Abschnitt möchte ich dir eine Methode vorstellen, die nicht ursächlich aus dem Bereich des Reiki stammt, die sich jedoch unter Zuhilfenahme der universellen Lebensenergie sehr positiv für dich auswirken wird. Gerade dann, wenn du mal an dir selbst zweifelst, dich unsicher fühlst oder allgemeiner ausgedrückt, ein nur geringes Selbstbewußtsein entwickelt hast. Diese Methode dient der Stärkung deiner eigenen »Ressourcen«. Hierunter sind Eigenschaften und Fähigkeiten zu verstehen, die zwar als Potentiale in dir schlummern, die du bisher jedoch nur wenig in deinem Leben nutzen oder verwirklichen konntest. Das heißt, du verfügst zwar über Eigenschaften, die du an dir magst, nur konntest du sie bisher erst unzureichend anwenden. Diese Ressourcen warten nun darauf, aktiviert und angewendet zu werden.

1. Schritt:
Besorge dir etwas zum Schreiben. Dann setze dich bequem hin, meditiere ein wenig und denke in den folgenden 15 bis 20 Minuten über all diejenigen Dinge nach, die dir Spaß machen. Dies könnte zum Beispiel sein: Fußball spielen, lachen, reden, in ein Konzert gehen, mit anderen etwas unternehmen, Urlaub machen und so weiter. Jede Tätigkeit, die dir hierzu einfällt, schreibst du auf, ohne viel darüber nachzudenken. Dies würde nur den Verstand und damit verbunden ein »kritisches Bewerten« in Kraft setzen.

2. Schritt:
Wenn dir keine weiteren Dinge, die dir Spaß machen, mehr einfallen, dann lies dir den Zettel nochmals durch und suche die zehn besten Tätigkeiten heraus. Also diejenigen Stichworte, die dir am meisten Spaß gemacht haben oder machen könnten. Schreibe sie auf einen neuen Zettel, und zwar untereinander.

3. Schritt:
Spüre jetzt in dich hinein und schreibe zu jedem Stichwort etwa drei bis fünf Gefühle auf, die dir spontan dazu einfallen.

4. Schritt:
Nun sortiere die Gefühle nach ihrer Häufigkeit ... Wenn du damit fertig bist, solltest du dich einen Moment mit den Gefühlen beschäftigen, die am häufigsten aufgetaucht sind. Schreibe sie dir in großen Buchstaben auf einen weiteren Zettel. Diese Gefühle ge-

ben dir einen Hinweis darauf, wohin dein Weg sowohl privat wie auch beruflich eigentlich führen sollte. Vergleiche dies mit der Realität. Fällt es dir schwer, die Gefühle, die dir Spaß verschaffen, mit deinem jetzigen Beruf in Verbindung zu setzen, so hast du möglicherweise einen falschen beruflichen Weg eingeschlagen und solltest ihn überdenken. Natürlich gilt dies auch für den privaten Bereich.
Die positiven Gefühle sind Teil deiner persönlichen Vision und beantworten dir die Frage, womit es dir gut geht beziehungsweise was dir gut tun würde. Setzt du dich mit ihnen auseinander, so beginnen sie eine Sog-Wirkung zu entfalten. Eine Sog-Wirkung, die dich unwiderstehlich in ihren Bann zu ziehen beginnt.
Alles, was du bis hierhin getan hast, galt lediglich der Vorarbeit. Indem du herausgearbeitet hast, was dir Spaß machen würde, hast du indirekt auch herausgearbeitet, was dir fehlt, beziehungsweise wonach du dich sehnst. Natürlich hast du, könntest du einwenden, bis jetzt »nur« Gefühle aufgeschrieben, doch solltest du bedenken, daß Gefühle und ihre unbewußten Komponenten weitaus größeren Einfluß auf uns und unsere Entscheidungen ausüben, als unser Verstand dies jemals vermag. Jetzt kommt es darauf an, das, was du herausgefunden hast, in positive Energie umzusetzen.
5. Schritt:
Um die Sog-Wirkung der Gefühle, die dir bewußt geworden sind, nun zu verstärken, kannst du die stimulierende Kraft von Reiki hinzuziehen. Zum Beispiel, indem du mit Hilfe von Fern-Reiki positive Energie auf jedes einzelne Gefühl, welches du gern verstärken möchtest, lenkst. Verwende bei dieser Art der Mental-Behandlung jedes der drei Mantras und Symbole.

Eine zweite, womöglich einfachere Methode könnte so aussehen: Du schreibst auf den Zettel zusätzlich zu den Gefühlen auch noch die Ziele, die du gern verwirklichen würdest - private wie berufliche. Dann legst du den Zettel an einen Ort, der ein gewisses Flair vermittelt. Dies könnte zum Beispiel dadurch erreicht werden, daß du um den Zettel herum kleine Kerzen oder Mineralien legst. Für andere wäre die Nähe zu einem Christus-Kreuz, zu einer Buddha-Statue oder einem indianischen Symbol von Bedeutung. Dann schickst du dem Zettel und seiner Botschaft, wann immer du kannst, heilende und harmonisierende Reiki-Energie. Wundere dich nicht, wendu eine Wirkung beziehungsweise Trendwende in deinem Wesen verspürst. Sei offen für das, was an Neuem auf dich zukommt. Ich kenne etliche Menschen, die durch Skepsis ihre persönliche Entwicklung behindert haben. Aber ich kenne auch genug Beispiele, wo diese Technik faszinierende Wirkungen erzielt hat ...

Karma-Bereinigung

Es reicht nicht, untugendhafte Handlungen in der Zukunft zu vermeiden. Wir müssen auch das negative Karma reinigen,
das wir in der Vergangenheit angesammelt haben.
Reinigen wir unser negatives Karma aus der Vergangenheit nicht, werden
wir die Auswirkungen in der Zukunft erfahren müssen.
Wenn wir Reinigung praktizieren, können wir das Heranreifen
unseres negativen Karmas vollständig verhindern.

(Geshe Kelsang Gyatso)

Das Wort »Karma« stammt aus dem buddhistischen Sprachbereich und läßt sich für uns Westeuropäer nur schwer übersetzen. Dies liegt daran, daß »Karma« sowohl Handlung wie auch Wirkung gleichzeitig in einem Wort vereinigt. Um den Begriff »Karma« zu verstehen, bedarf es zuvor einer kurzen Einführung in die Lehre der Reinkarnation: Die buddhistische Philosophie geht davon aus, daß Körper und Geist getrennte Wesenheiten sind. Sie sind zwar für die Dauer eines Menschenlebens vereinigt, doch hängen sie nicht endgültig zusammen. Mit dem Tod zerfällt zwar der Körper eines Lebewesens, das Kontinuum des Geistes erfährt dagegen keinen Abbruch. Anstatt ein Ende zu finden, verläßt der Geist einfach den gegenwärtigen Körper und wartet darauf, in das nächste Leben überzugehen. Er hält sich sozusagen in einer nicht beschreibbaren »Zwischenzone« auf, bis sich die Gelegenheit bietet, in einen neuen Körper hineinzuschlüpfen - zu reinkarnieren. (Das, was hier als »Geist« bezeichnet wird, läßt sich synonym auch mit

»Seele« umschreiben.)

In seiner ureigensten Form bedeutet »Karma« soviel wie »bewußt herbeigeführte Handlung«. So gesehen fließen alle körperlichen, sprachlichen und geistigen Handlungen in das persönliche Karma ein. Und Erfahrungen, die wir in unserem Leben machen, egal ob freudige oder leidvolle, sind nicht wirkliches Karma oder ganz einfach »Schicksal«, sondern die Auswirkungen desjenigen Karmas, welches wir sowohl in früheren Leben als auch in unserem bisherigen Leben angesammelt haben.

Wenn nun im Zusammenhang mit Reiki von »Karma-Bereinigung« gesprochen wird, so wird darunter nur selten der oben angeführte Sinnzusammenhang verstanden. Vielmehr wird dieser Begriff meist dann verwendet, wenn ausgedrückt werden soll, daß man mit Hilfe der Reiki-Energie zurückliegende Ereignisse oder Erfahrungen harmonisieren und ihren negativen Einfluß auf die Gegenwart heilen möchte. Dies werden in der Mehrzahl Erfahrungen sein, die sich auf das jetzige Leben beziehen und traumatisch für einen selbst gewirkt haben. Zwar bietet die Reinkarnationstherapie auch die Möglichkeit, »frühere Leben« zu besuchen oder kennenzulernen, doch nutzen nur die wenigsten Menschen diese Chance.

Wenn du dich dazu entschließt, mit Hilfe von Reiki die Bereinigung deiner eigenen Lebensgeschichte vorzunehmen, so hast du die Gelegenheit, kritische, angstbesetzte oder traurige Erfahrungen im Rückgriff zu behandeln. Reiki, in Form einer Fern-Heilung verwendet, besitzt, wie ich in Kapitel 3 geschrieben habe, die Kraft, die Gesetze der Zeit zu überwinden. Nehmen wir einmal an, du mußtest als Vierjähriger ins Krankenhaus, um dich einer Operation zu unterziehen. Weiterhin gehen wir davon aus, daß die gesamte Erfahrung des Krankenhausaufenthaltes für dich traumatisierend war und du sie bis heute nicht richtig verarbeiten konntest. Vielleicht gehst du heute nur ungern in Krankenhäuser, läßt dir nur unter größter Überwindung Spritzen geben oder leidest bis heute unter der Operationsnarbe. In einem solchen Fall bietet sich folgende Form der »Harmonisierung« oder »Trauma-Bereinigung« an:

1. Schritt:
Versuche, alles zusammenzutragen, was mit dem Ereignis in Zusammenhang steht. Dies können Erzählungen deiner Eltern, Photos, medizinische Gutachten und eigene Erinnerungen sein.
2. Schritt:
Stimme dich auf Reiki ein und beginne, den Kontakt zur Vergangenheit herzustellen, indem du Symbol wie auch Mantra für die Fern-Behandlung aktivierst.
3. Schritt:
Da sich Reiki-Harmonisierungen in der Regel auf Ereignisse beziehen, die in bestimmter Weise dramatisch abliefen und dich selbst heute noch irgendwie belasten, solltest du unbedingt auch die weiteren beiden Symbole verwenden.
4. Schritt:
Jetzt schickst du heilsame Energie auf die gesamte Situation und bittest innerlich darum, Reiki möge den Einfluß der traumatischen Situation für dich und dein heutiges Leben allmählich abbauen. Führe diese Behandlung so lange durch, wie du den Energie-Fluß spüren kannst. Danach beendest du die Sitzung.

Echte Heilung beinhaltet jedoch nicht nur das Loslassen, sondern auch das Neu-Lernen (vgl. Kap 10 zur »Deprogrammierung«). Bezogen auf das genannte Beispiel würde dies bedeuten, daß es nicht ausreicht, die gemachte Erfahrung zu löschen, sondern daß es gleichzeitig der Installation einer positiven Erinnerungsvorstellung bedarf. Dies gelingt dir zum Beispiel auf die folgende Weise:

Beginne die Heilungsarbeit damit, daß du über die Fern-Reiki-Technik den Kontakt zu dem Zeitpunkt aufnimmst, der dem Krankenhausaufenthalt unmittelbar vorausging. Stelle dir dann mit geschlossenen Augen und in entspannter Atmosphäre bildhaft vor, wie du dich auf dem Weg ins Krankenhaus befindest. Nun stimme dich innerlich auf einen harmonischen, angstfreien und unproblematischen Verlauf der Operation ein. Spüre das in dir aufsteigende Gefühl, wenn du rückblickend eine positive Erwartungshaltung in dir erweckst, die sich von der realen Situation von damals deutlich unterscheidet. So eingestimmt, schickst du jetzt erst einmal eine ganze Weile Reiki auf die neu imaginierte Ausgangssituation.

Im weiteren Verlauf der Reiki-Neuprogrammierung wird es darum gehen, den tatsächlich erlebten Verlauf des Krankenhausaufenthaltes nebst der Operation umzumodellieren und mental neu zu gestalten. Stelle dir dafür, während du den Reiki-Strahl weiter auf die gesamte Zeit gerichtet hältst, mit deinem inneren Auge vor, wie du den Verlauf idealerweise gern erlebt hättest. Zum Beispiel, daß du dich ohne Angst und Schmerzen auf die Operation vorbereitest, daß alles reibungslos verläuft, daß du nach der Narkose psychisch frisch erwachst, nette Freunde im Krankenhaus kennenlernst, die Unterstützung und Anteilnahme deiner Eltern genießt und schließlich mit einem guten Gefühl wieder nach Hause zurückkehrst. Visualisiere besonders das, was für dich damals am wichtigsten gewesen wäre. Die Reiki-Energie, die während der gesamten Zeit fließt, hilft dir, die vorgestellten Abläufe besonders emotional und hautnah zu erleben. Für dein Unterbewußtsein ist es dabei völlig egal, ob der Vorgang real oder auch nur in der Phantasie stattfindet. Es reagiert auf beides in gleicher Weise. Vermutlich wirst du diese Technik allerdings einige Male durchführen müssen, um selbst mit dem innerlich erzielten Effekt zufrieden zu sein. Aber mit jeder Wiederholung des optimalen Verlaufes entwickelt sich etwas ganz tief in dir so, als wenn du es als Kind auf genau die gleiche Art und Weise erlebt hättest.

Bis hierher habe ich mich auf ein Beispiel bezogen, wie dies jeden Tag unter Reiki-Praktizierenden vorkommt. Allerdings handelt es sich in dem dargestellten Fall nur im weiteren Sinne um die Bereinigung negativen Karmas. Im engeren Sinne wäre darunter lediglich die Auflösung einer bestehenden energetischen Blockade beziehungsweise einer traumatischen Situation zu verstehen. Negatives Karma wurde dabei natürlich auch bereinigt. Jedoch nur indirekt. So zum Beispiel wäre der Taxifahrer betroffen, der dir auf der Fahrt ins Krankenhaus womöglich durch seine Erzählungen Angst eingeflößt hat oder es wären die Pfleger und Schwestern, die dich lieblos behandelten, davon berührt oder auch deine Eltern, die dich kaum besuchten. Indem du durch diese Technik das Erleben der Situation in dir umprogrammiert hast, kam es zu einem Verzeihen den genannten Personen gegenüber, welches das Maß an negativem Karma für sie reduzierte.

Willst du jedoch zur Karma-Bereinigung dich selbst im Vordergrund sehen, so suche eine Szene, in der du nicht das Opfer, sondern in der du der »Täter« warst und dir selbst negatives Karma aufgeladen hast. Zum Beispiel, indem du jemand anderem Schaden, Leid oder Verletzungen zugefügt hast, egal ob nur in Gedanken, durch Worte oder durch konkrete Handlung. Wenn du nun gewillt bist, das Negative wieder gut zu machen, so solltest du diesen Prozeß mit einer ernsthaften Absicht beginnen. Stelle nun über Fern-Reiki die Verbindung zu einer Situation, einschließlich der beteiligten Personen her, in der du dich schändlich, destruktiv oder sonstwie negativ verhalten hast.

Nach buddhistischem Verständnis sind dies in erster Linie Handlungen, in denen du zum Beispiel getötet (auch Tiere fallen darunter), gestohlen, gelogen oder sexuelles Fehlverhalten gezeigt hast. Aber auch verletzende, böswillige, trennende Rede sowie »leeres Geschwätz« gehören dazu. Natürlich kannst du auch jede andere Situation herausnehmen, für die du heute ein gewisses Schuldgefühl empfindest und die du deshalb am liebsten ungeschehen machen möchtest.

Während du nun dieser ausgewählten Szene sowie allen daran Beteiligten liebevoll Reiki schickst, kannst du zusätzlich um Verzeihung für dein damaliges Handeln bitten. Auch kannst du die Botschaft vermitteln, daß du dein Verhalten von einst heute im Inneren deines Herzens bereust. Ich vermute, daß dir nach und nach viele Situationen einfallen werden, die du aus heutiger Sicht bedauerst. Es sei denn, du warst Zeit deines Lebens ein »Engel«.

Sei dir bewußt, daß du es zu jedem Moment deines Lebens selbst in der Hand hast, dich zu ändern. Solltest du bisher angenommen haben, du würdest sowieso keine Chance haben, frühere Handlungen zu revidieren, so verfügst du jetzt sowohl über das Wissen um die tieferen Gesetzmäßigkeiten der Schöpfung wie auch über eine sehr kraftvolle Methode, etwas zu tun. Wenn du die vorgeschlagene Möglichkeit der Karma-Bereinigung entsprechend oft und ernsthaft immer wieder vorgenommen hast, dann solltest du gespannt auf die Veränderungen sein. Denn je mehr negatives Karma du für dich auflöst und gleichzeitig positives durch eine neue Art der Lebensführung hinzufügst, desto deutlicher wirst du erleben, wie sich dein ganzes weiteres Leben zu wandeln beginnt.

Und das Maß an ideeller Bereicherung, Liebe und Zufriedenheit, welches mehr und mehr (»zufällig«?) in dein Leben tritt, kann dir eine Rückmeldung darauf geben, inwieweit du bereits etwas an dir in bezug auf die Lebensgesetze gewandelt hast. Denn keine Handlung ist ohne Wirkung. Und gemäß der Reinkarnationslehre gilt für dich wie für jeden anderen auch: Wenn du heute oder in diesem Leben nichts an dir tust, so wirst du im nächsten Leben eine neue Aufforderung dazu erhalten. Also nutze deine Chance jetzt.

11. Kapitel

Ein Wort an die Reiki-Meister/ -Lehrer

Lehren und Lernen

Natürlich habe ich dieses Buch geschrieben, um das Wissen, den Standard sowie die Möglichkeiten, die uns der II. Grad bietet, an einen breiten Teilnehmerkreis weiterzugeben. Im letzten Kapitel möchte ich mich nun allerdings einer kleineren Gruppe zuwenden, selbst wenn diese bereits im deutschsprachigen Raum mehr als drei- bis viertausend Personen umfaßt; der Gruppe derjeniger, die es sich zur Aufgabe gemacht haben, Reiki an andere weiterzugeben. Vielleicht wäre in manchen Fällen auch die Formulierung richtiger: »die als genügend befähigt angesehen wurden, in das geheime Wissen und die Hintergründe von Reiki eingeweiht zu werden.«

In meiner Ausbildung zum Reiki-Lehrer lernte ich die beiden Systeme der Alliance und der T.R.T.A.I. kennen, aber auch Aspekte von Reiki, die sich nicht direkt auf Meister Usui bezogen (tibetisches Reiki, Verfahrensweisen von Sai Baba, gechannelte Informationen usw.). Bei der Verarbeitung dieser vielen Informationen und Ansichten wurde mir letztlich erst einmal nur eines klar: Ich befand (und befinde) mich noch ganz am Anfang meines Weges. Mir wurde klar, daß jedes Symbol und jede Technik erst durch konkrete Anwendung und Erfahrung im Fluß des Lebens zu einem Teil von mir werden will. Und auch: daß nichts von allem besser oder schlechter ist. Im Endeffekt kommt alles nur auf den verantwortungsbewußten Umgang mit den heilenden, heiligen Kräften an.

Aus diesem Bewußtsein heraus habe ich mich bemüht, nicht abzuheben, obwohl dies bei manchen Situationen in meinem Leben sicherlich schon möglich gewesen wäre. Ich sehe mich als Reiki-Lehrer an, der bestrebt ist, ehrliche Arbeit für diejenigen zu leisten, die ihn aufsuchen. Ich versuche, Reiki mit liebevoller Haltung und gründlicher Durchführung an andere weiterzugeben und wehre mich ganz bewußt gegen die Bezeichnung »Reiki-Meister«. Für mich bedeutet der Titel »Meister« nicht etwas, was ich mir erkaufen oder durch willentliche Bemühungen aneignen kann. Vielmehr kann er eine Auszeichnung darstellen, die mir nach ausdauernder, geduldiger, vielleicht lebenslanger persönlicher Weiterentwicklung von anderen Menschen verliehen wird. Als äußerer, symbolischer Ausdruck dafür, daß ich die Pilgerschaft des Lebens gemeistert habe. Und dies vollzieht sich eben nicht zwischen Heute und Morgen, wie Laotse bereits unmißverständlich feststellte:

Der Sinn, der sich aussprechen läßt, ist nicht der ewige Sinn.
Der Name, der sich nennen läßt, ist nicht der ewige Name.

Wenn jemand zu dir kommt und sich für Reiki interessiert, so solltest du ihn natürlich da abholen, wo er gerade steht. Das heißt in der Regel, ihm die Scheu vor der Reiki-Kraft mit ihren Elementen des Berührens, Öffnens, Einweihens erst einmal nehmen. Die Vermittlung einer Haltung, daß Reiki nicht nur eine Heilmethode, sondern insbesondere auch einen Weg der Persönlichkeitsentwicklung darstellt, könnte bei einer ersten Begegnung eher abschreckend oder verunsichernd wirken. Meistens versprechen sich die »Suchenden« zu Anfang vornehmlich Hilfe oder Linderung von bestimmten, meist körperlichen Symptomen oder Problemen. Insofern wäre der Aufbau einer Motivation, verbunden mit dem Erwecken von Hoffnung hier wichtiger.

Entscheidet sich der Reiki-Schüler, seinen Weg mit der Erlangung des II. Grades zu vertiefen, so läßt er sich auf eine ganz neue Erfahrung ein. Spätestens hier solltest du dir der Verantwortung deiner Funktion für ihn bewußt werden. Es sollte dir klar sein, daß sich der Reiki-Schüler nun intensiver deiner Leitung anvertraut. Dieser Umstand bringt es mit sich, daß die Art und Weise, wie du ihn von jetzt an berätst oder führst, sich mehr in positiver oder mehr in negativer Richtung für seine weitere Entwicklung auswirken wird. So gesehen ist es wenig sinnvoll, Menschen einzuweihen, die weit von dir entfernt wohnen. Denn in so einem Falle gibt es kaum eine Möglichkeit für eine weitere spätere Betreuung. Und auch bezüglich der Anzahl derer, die du begleitest, solltest du dir überlegen, für wie viele du wirklich da sein kannst. Da dem Reiki-Schüler zumindest eine persönliche Bindung zu dir als Lehrer angeboten werden sollte, wirst du die Zahl der Schüler nicht ins Übermaß steigern können.

Willst du mit Reiki-Schülern intensiver arbeiten, so reicht es nicht aus, sich nur deren Seite anzuhören. Wenn jemand mit deiner Hilfe irgendwohin kommen will, so müßt ihr euch beide kennenlernen. Deshalb erzähle ich auch viel von mir. Und dies nicht unbedingt, um ihm zu helfen, sondern mindestens genauso aus dem Grunde, um mir selbst zu helfen. Entwicklung benötigt Geduld und Zeit.

Was meinst du, würde ein erleuchteter spiritueller Meister zu seinem Schüler sagen, würde der ihn fragen, wie er denn jemals »frei werden könne?« Denkbar wäre beispielsweise der Satz: »Wer hat denn jemals aus dir einen Sklaven gemacht?« oder auch die Aufforderung: »Frag den Pfahl da vorn. Der weiß auch nicht mehr als du und ich ...«

So betrachtet besteht Lehren aus einem lebenslangen Prozeß des Verwirrt-werdens und Lernens. Und erst an dessen Ende werden wir erfahren, ob es sich im karmischen Sinne um eine nützliche oder weniger nützliche Inkarnation gehandelt hat. Hoffen wir, daß wir nicht ähnlich dumm handeln, wie die Zen-Schüler in der folgenden kleinen Erzählung: Der Zen-Meister verspricht dreien seiner Schüler einen großen Schritt auf ihrem Weg zur Erleuchtung, wenn sie von jetzt an für unbestimmte Zeit schweigen würden. Darauf sagt der Erste sofort: «Ich werde natürlich nicht sprechen.« »Wie töricht du bist,« entgegnete der Zweite. Und schließlich der Dritte: «Ich habe als Einziger nicht gesprochen.«

Das Geheimnis um Licht und Dunkel

Auf die Frage, was Einweihungen in die Reiki-Energie bewirken können, wird jeder Reiki-Lehrer je nach seinem Wissens- und Erfahrungsstand persönliche Einschätzungen abgeben. Weitgehend

Übereinstimmung besteht jedoch dahingehend, daß Menschen, die in Reiki eingeweiht sind, vor Fremdenergien, negativer Schwingung sowie dunklen Mächten geschützt sein sollen. Dieser Schutz, so wird zumindest gelehrt, nehme mit der Einweihung in das Meister-Symbol noch einmal gründlich zu und umgebe den neuen Reiki-Meister mit einer unsichtbaren Hülle, die ihn weitgehend vor Angriffen und allem Negativen bewahrt. Nur - ist es wirklich so, daß die Reiki-Energie die stärkste verfügbare Kraft ist, in der Lage, universell heilsam zu wirken? Oder gibt es womöglich, bisher von der Reiki-Szene unbeachtet, auch geheime, zerstörerische Seiten und Dimensionen auf dieser Welt, denen Reiki macht- und schutzlos gegenüber steht? Um dieser Frage nachzugehen, möchte ich hier eine eigene Erfahrung etwas ausführlicher schildern:

Vor etwa drei Jahren nahm ich an einem überregionalen Seminar für Therapeuten teil. Hier fiel mir ein Teilnehmer aufgrund seines Dialektes wie auch seiner schwarzen, unkonventionell geschnittenen Kleidung auf. Als er mitbekam, daß ich eine der Anwesenden mit Reiki behandelte, zeigte auch er Interesse daran. Im Gespräch erfuhr ich von ihm, er habe schon seit langen Jahren Probleme mit Magen und Darm. Und als er sich deswegen einmal an eine sehr bekannte Heilerin gewendet hatte, wurde er von ihr abgewiesen mit der Begründung, sie wolle mit ihm nichts zu tun haben.

Das Wissen darum, von der Heilerin abgelehnt worden zu sein, beschäftigte mich noch eine Zeitlang. Um so mehr, da ich ihm sofort zu verstehen gegeben hatte, ich wolle hier auf dem Seminar eigentlich nicht mit Reiki arbeiten. Was aber war es bei mir, daß ich diesem Menschen spontan und ohne lange zu überlegen eine derart abweisende Auskunft gab, begann ich mich zu fragen. Hatte dieser Mensch nicht schon lange genug gelitten, so daß ihm die Reiki-Kraft zumindest Linderung verschaffen sollte? Ich empfand mich selbst als miese Person und nahm mir vor, bei nächster Gelegenheit entgegenkommender zu sein.

Nach Seminarende fuhren wir zu Dritt per Bahn nach Hause. Neben dem erwähnten Mann saß noch eine weitere Teilnehmerin in unserem Abteil, die über akute Kopfschmerzen klagte. Vermutlich hatte sie gestern bei der Abschiedsfeier zu viel getrunken. Sie bat mich, ihre Schmerzen zu behandeln, was ich dann, um nicht zu viel Aufmerksamkeit auf uns zu lenken, per Fern-Reiki auch tat. Es dauerte gar nicht lange, da gingen ihre

Kopfschmerzen deutlich zurück. Daraufhin unternahm unser Mitreisender einen erneuten Versuch, mich um eine Reiki-Behandlung wegen seiner Verdauungsbeschwerden zu bitten. Ich verspürte irgendwie wieder keine Lust und bat ihn, damit noch etwas zu warten. Nur jetzt war mir klar, ich könne ihm seine Bitte heute nicht mehr abschlagen.

Nach etwa einer halben Stunde ließ ich ihn etwas über seine Symptomatik erzählen. Danach stimmte ich mich innerlich auf Reiki ein und befragte auch Meister Usui, ob ich die Fern-Behandlung vornehmen könne. Ich muß schon sagen, ich war ziemlich überrascht, ein so deutliches »Nein, nein, nein!« mitgeteilt zu bekommen. Was hatte das alles zu bedeuten? Waren es meine unbewußten Vorbehalte gegen diesen Mann, hätte ihn die Behandlung in etwas hineinstoßen können, das er gar nicht wollte, oder was war es? Nun, ich spürte, ich konnte nicht mehr zurück, zeichnete die Fernheilungssymbole und begann mit der Energie-Übertragung.

Es dauerte nur wenige Sekunden, da traf mich ein regelrechter Schock. So etwas wie eine ganz eklige, pechschwarze Masse fing an, sich in meine Hand-Chakren regelrecht »hineinzufressen«. Anfangs wollte ich dieses Phänomen ignorieren, ging ich doch davon aus, daß die Reiki-Energie genügend Kraft haben würde, um die Wirkung dieser pechartigen Masse aufzuheben. Doch ich mußte beobachten, wie sich die Masse immer tiefer in meine Hände einnistete. Angewidert und erschrocken zugleich brach ich somit schon nach etwa dreißig Sekunden schlagartig die Fern-Behandlung ab. Ich hatte Angst, mir meine Hände noch weiter zu beflecken und dadurch womöglich die Reiki-Heilkraft für immer zu zerstören. Fast panikartig schüttelte ich meine Hände mehrmals kräftig aus. Doch stand ich dabei in dem Dilemma, dem Betroffenen nichts von meiner Erfahrung mitteilen zu können. Denn was würde das in ihm auslösen?

Ich konnte anfangs überhaupt nicht damit umgehen und grübelte die restliche Fahrt über das Erlebnis nach. Noch Wochen später hatte ich das Empfinden, als seien meine Hände irgendwie verschmutzt ...

Nun hatte sich der Betreffende zum nächsten Reiki-Seminar angemeldet. Dieser Umstand bereitete mir etliche Ängste. Und selbst die Möglichkeit, daß ich die Einweihungen gemeinsam mit einem zweiten Reiki-Lehrer hätte vornehmen können, verbesserte meine Stimmung nur unwesentlich. Aber zumindest, so sagte ich mir, würde durch den zweiten Lehrer dann klarwerden, ob es sich bei dem Phänomen um eigene abgespaltene Anteile von mir oder um ein außengelagertes Prinzip handelt, zu dem ich ungeplant Zugang erhalten hatte.

Zwei Stunden vor Beginn des Seminares rief mich der Reiki-Interessent noch mal an, um abzuklären, ob er auch bei mir übernachten könne. Dafür wolle er einen Schlafsack mitbringen und ansonsten bald losfahren.

Zum verabredeten Zeitpunkt fanden sich alle gemeldeten Teilnehmer ein, bis auf einen. Ich schlug vor, noch etwas zu warten, da ich mir gerade bei diesem ganz sicher war, daß er kommen würde, hatte ich doch noch unmittelbar zuvor mit ihm telefoniert. Wenngleich ich etwas verunsichert über seinen Verbleib war, so war ich doch gleichzeitig auch ein wenig froh darüber, daß er nicht erschienen war ... Einige Wochen später hörte ich von ihm, daß er gerade das Haus verlassen wollte, als er seinen Kater tot im Vorgarten fand. Er mußte gerade gestorben sein. Dieser Umstand machte es ihm alsdann unmöglich, an dem Seminar teilzunehmen.

Aber er meldete sich zum nächsten I. Grad wieder an. Und du kannst es glauben oder nicht. Alles verlief fast identisch. Angefangen vom Telefonat, bis hin zu dem Umstand, daß ihm wieder etwas nicht Geplantes dazwischen gekommen war - nur diesmal tauchten ganz überraschend und ohne Voranmeldung Freunde von ihm auf, die er nicht so ohne weiteres stehen lassen konnte. Denn sie hatten eine weite Anreise gehabt.

Nun war ich geheilt von dieser Person und rief auch nie wieder an. Mir war es von jetzt an wichtig, jeglichen Kontakt zu unterlassen, denn mir war klar geworden, daß etwas mit ihm nicht stimmen konnte. In Gesprächen mit anderen dämmerte mir dann allmählich, daß es sich bei diesem Menschen um jemanden von »der anderen Seite« gehandelt haben mußte - egal, ob er das nun selber wußte oder ob er nur gebraucht wurde. Um jemanden, der mit irgendwelchen »schwarzen Mächten« in Verbindung stehen mußte, die mir bis dahin unbekannt gewesen waren. Die Einschätzung, daß es sich bei diesem Phänomen um eigene unbearbeitete dunkle Anteile handeln könnte, wie dies von Psychologen oftmals unterstellt wird, verwarf ich, denn dafür war die Erfahrung einfach zu »hautnah« spürbar. Sowohl der tote Kater wie auch der unangemeldete Besuch sind für mich aus heutiger Sicht keine Zufälle, sondern Maßnahmen, diesen Menschen nicht mit der universellen Energie in Kontakt kommen zu lassen.

Dieses Erlebnis hat mich in meinem Weltbild reichlich erschüttert; hatte ich doch bisher bezogen auf die heilsame Kraft von Reiki sowohl etwas anderes gelernt, wie später auch an meine Schüler weitergegeben.

Was ich nun interessant finden würde, wäre, ob dir etwas Ähnliches bekannt oder sogar selbst schon mal passiert ist. In einem derartigen Falle würde ich es schön finden, mit dir Erfahrungen auszutauschen. Womöglich gibt es Bereiche, denen wir uns als »Reiki-Lichtarbeiter« bisher noch gar nicht zugewendet haben - die allerdings dennoch existieren. Was nützt es, alles in Licht und Liebe »einzupacken«, gleichzeitig jedoch zu vergessen, daß uns dunkle und auch destruktive Kräfte unbemerkt vereinnahmen. Unlängst wurde ich übrigens wieder auf ein verwandtes Thema gestoßen, als ich das Buch des Autors Jan van Helsing mit dem Titel »Geheimgesellschaften und ihre Macht im zwanzigsten Jahrhundert« las.

Reiki - eine Sekte?

Eine der am häufigsten gestellten Fragen ist die, ob denn Reiki nicht eine Sekte sei. Manchmal versuchen aber auch Menschen, ohne zu wissen, was sich dahinter verbirgt, Reiki durch die Aussage, das sei doch wohl eine Sekte, zu diskreditieren. Ich kenne sehr viele Menschen, Reiki-Meister/-Lehrer eingeschlossen, die so gut wie nie nach außen zu verstehen geben, daß sie Reiki kennen, geschweige denn damit arbeiten. Irgend etwas scheint sie zu blockieren. Vielleicht, weil sie annehmen, sich vor anderen zu blamieren, als »Spinner« abgestempelt zu werden oder auf kritische Fragen schlecht antworten zu können. Oder auch, weil sie sich dessen gar nicht so recht bewußt sind, was Reiki ist und was sich damit alles machen läßt.

Jahr für Jahr lassen sich Zehntausende von Menschen in den I. Grad einweihen. Dabei erleben viele die unglaublichsten Wirkungen und Spontanheilungen. Ich verfüge über einen dicken Aktenordner, in dem nur die besonders unglaublichen Erfahrungen aus dem Zeitraum der Einweihungen abgeheftet sind. Und dennoch verlieren nach meiner Einschätzung 70 bis 80 Prozent der Reiki-Schüler früher oder später wieder den Kontakt zur »universellen Lebensenergie«. Was da in den Menschen geschieht, ist eine Kombination aus Vergessen, Zweifel und fehlender motivierender Unterstützung. Wie dies auch im anschließenden Beispiel einer 45jährigen Frau deutlich wird:

Reiki ist bei mir einfach versickert. Ein paar Wochen nach dem ersten Seminar begann ich, morgens wieder aufzustehen, ohne einen Chakren-Ausgleich bei mir schon im Bett durchgeführt zu haben. Es war irgendwie der alte Trott. Dann fiel es mir wieder ein, so daß ich mir erneut einige Tage lang direkt nach dem Aufwachen Reiki gab. Danach vergaß ich es endgültig.

Vielleicht fehlte mir ein besserer Glaube oder mehr Selbstverständlichkeit bei meinem Tun. Ich empfand damals so ein Gefühl von Verlegenheit dabei. Ich tat etwas, von dem ich nicht völlig überzeugt war. Es mit »Spinnerei« abzutun, wäre das falsche Wort - eben mehr Verlegenheit vor mir selbst. Denn ich wurde lebenslang zum Rationalen erzogen. An etwas zu glauben, das sich nur fühlen ließ, gelang mir nur ansatzweise.

Es war ein wundervolles Gefühl, im Gruppenrahmen über seinen eigenen Schatten zu springen - doch dann allein zu Hause, mir selbst überlassen, trat die Verlegenheit, die ich in der Gruppe nicht verspürt hatte, wieder mehr und mehr hervor. Das Gruppengefühl war weg. Aber daraus lernte ich, daß es nicht gut für mich ist, allein zu sein - ich sollte mich schon einer Gruppe zuordnen. Allerdings in einem Rahmen, wo ich weniger die Querulantin und Exponierte bin, sondern wo es mir gelingt, mich gerne einzulassen.

Geholfen hätte es mir, wenn man mir das Funktionieren von Reiki mehr unter einem wissenschaftlichen Gesichtspunkt vermittelt hätte. Auch ein festeres Schema hätte mir vermutlich gut getan. Denn oft fällt es mir schwer, mich einzig und allein auf mich und meine Intuition zu verlassen, die ich, glaube ich, gar nicht besitze.

Trotz einer Vielzahl von veröffentlichten Büchern, trotz vieler Millionen weltweit eingeweihter Menschen, trotz einer blumenreich ausgeschmückten Usui-Legende, trotz unzähliger Inserate und schönster Erfahrungsberichte, hat Reiki dennoch bis heute den zweifelhaften Hauch des Exotischen, eben des Sektenhaften nicht völlig ablegen können. Warum, so ließe sich fragen, übernehmen die Krankenkassen nicht genauso problemlos bei Reiki-Seminaren einen Teil der Kosten, wie bei Yoga, Tai Chi, Meditation usw.? Möglicherweise eben genau deshalb, weil wir es noch nicht genug verstanden haben, uns vom Stigma »Sekte« freizumachen.

Zieht man einschlägige Literatur hinzu, so bedeutet das Wort »Sekte« im deutschen Sprachgebrauch »eine Vielfalt von Menschen, die sich in ihrer Haltung von den herkömmlichen Philosophien, von etablierten Kirchen sowie von Weltanschauungen distanzieren, die als normal oder allgemein dominierend betrachtet werden«. Sekten sind demzufolge Gemeinschaften oder besondere Gruppierungen, die sich von der Hauptrichtung abgespalten haben. In der Mehrzahl wird dies auf religiöse Angelegenheiten bezogen. Doch auch die Wissenschaft verwendet den Ausdruck, wenn sie davon spricht, daß Sekten bestimmte Gruppen von Menschen sind, die vom Konsens der Meinungsmehrheit ausgeschlossen sind oder von sich aus selbst darauf verzichten.

Sprachgeschichtlich stammt das Wort »Sekte« ursprünglich von »secta« (sequi: folgen) ab und bezeichnete eine Denk- und Handlungsweise, eine Lehre, philosophische Schule oder Partei. Im Verlaufe des Christentums allerdings wurde der Begriff zunehmend polemischer und keinen Widerspruch duldend eingesetzt. Und auch heute verstehen die jeweils größeren Kirchen unter »Sekten« jene relativ kleinen religiösen Bewegungen, die in ihren Riten und Praktiken, Einstellungen und Lehren von ihnen abweichen; die im Laufe ihrer Entwicklung auch unabhängige Organisationen bilden, meistens aber weiterhin ein Teil der religiösen Kultur bleiben, die sie umgibt.

Entgegen der weitestgehend negativen Bewertung durch die religiöse Mehrheit heben die Sekten selbst eigene positive Perspektiven hervor. So würden sie sich von sich aus auch niemals als »Sekten« bezeichnen, sondern zum Beispiel als Verband, Schule, Richtung, Bewegung, Gemeinschaft, Vereinigung oder Allianz. So weit zum grundsätzlichen Sprachgebrauch des Begriffs »Sekte«.

Ich hoffe, die Darstellung über die Verwendung des Begriffes wird dir zukünftig den Umgang mit dem Negativstigma »Sekte« erleichtern. Sprachgeschichtlich handelt es sich um einen neutralen bis positiv zu nennenden Begriff, der allerdings im Verlauf der Jahrhunderte mit abwertenden Aspekten versehen wurde. Aber wohl eher nur deshalb, um die eigene Machtposition zu festigen.

Heute ist jede Gruppierung und jede Organisation schnellstens bemüht, sich gegen den direkten wie auch versteckten Vorwurf, eine Sekte zu sein, zu wehren. Nur, haben wir es als Reiki-Praktizierende nötig, uns gegen irgendwelche Vorwürfe zu wehren, unterminieren wir bestehende religiöse Strukturen oder Lehren oder wollen wir mit Reiki eine neue Macht- und Hierarchie-Struktur aufbauen? Indem wir unser Handeln verteidigen oder uns gegen etwas abzugrenzen versuchen, geben wir diesem Vorgang bereits Energie. Muß das sein, haben wir es nötig, etwas zu verstecken?

So wie ich Reiki verstehe, handelt es sich um einen Weg, sich selbst und andere freier zu machen - sich von den Fesseln zu lösen, die wir durch Kultur, Erziehung, Religion und Schule angelegt bekamen. Reiki hat für mich nichts mit Dogmatismus und einengenden Strukturen zu tun. Selbst wenn ich eingestehen muß, daß mir manchmal die Vorgehensweisen einzelner Reiki-Lehrer nicht so ganz nachvollziehbar erscheinen, wenn sie zum Beispiel andere Lehrer innerhalb eines Tages ausbilden. Reiki besitzt die Kraft, uns dem »endgültigen Wissen« sowie den »Geheimnissen des Lebens« näher zu bringen. Hierzu benötigen wir nicht unbedingt irgendwelche Moscheen, Kirchen oder Tempel. Denn ein Mensch, der das Leben liebt, kann auf alles Äußere verzichten.

Wer anderes hat sich in bezug auf die innere Befreiung des Menschen mehr eingesetzt als Osho, den ich hier abschließend zitieren möchte:

Ja, alle Prophezeiungen der alten Seher wie Nostradamus, daß die Welt bis Ende dieses Jahrhunderts untergehen werde, sind richtig - nur in einem sehr anderen Sinne, als man es bisher verstand. Die alte Welt wird enden, und eine neue Welt wird beginnen. Das ist meine Interpretation des Nostradamus. Der »Alte Mensch« muß verschwinden, um einem »Neuen Menschen« mit neuen Werten Platz zu machen: mit einer Erde, ungeteilt in Nationen, mit einer Menschheit, ungespalten durch Religionen. Religion ist nichts anderes als die reinste und höchste Form der Liebe ... Gott wird sich überall sehen lassen - in allem, in jedem Wesen.

Umgang mit dem Thema »Tod«

Der Tod stellt den Bereich im Kreislauf der Existenz dar, auf den wir uns seit unserer Zeugung mit jedem Schlag unseres Herzens zu bewegen. Auch wenn wir uns am liebsten mit allem anderen beschäftigen möchten, so bleibt der Tod doch ein unausweichliches Ereignis. Ein Ereignis, dem gegenüber wir uns im Verlauf unseres

Lebens lieber öffnen sollten, als es zu verdrängen. In unserem Innersten nehmen wir an, daß unser Tod erst in ferner Zukunft irgendwann einmal bevorstehen wird. Und so leben wir in den Tag hinein, ohne uns ernsthaft mit diesem Thema zu beschäftigen.

Gerade wenn wir als Reiki-Meister/-Lehrer andere Menschen begleiten, sollten wir nie den Aspekt des Sterbens gänzlich ausklammern. Denn wir können jederzeit damit konfrontiert werden. Entweder, indem jemand stirbt, den wir selbst behandelt oder eingeweiht haben oder daß es jemanden aus unserem Familien-, Verwandten- und Freundeskreis trifft. Nur jemand, der sich aktiv mit dem Thema Sterben auseinandergesetzt hat, wird in so einem Fall auch angemessene Hilfestellung leisten können. Dies gilt sowohl für die Verwendung von Reiki wie für die menschliche Begleitung und Anteilnahme.

In einer Zeit, in der das Thema »Tod« weitgehend aus dem gesellschaftlichen Blickpunkt verdrängt wird, in der Sterben hinter geschlossenen Mauern fernab von den Angehörigen stattfindet, sollten wir uns darauf besinnen, was der Tod wirklich bedeutet. Tod läßt sich nicht allein mit Ende gleichsetzen. Er stellt auch einen Neuanfang dar. Während der Körper zu zerfallen beginnt, leben Seele und Geist ihrerseits weiter. Allerdings verlassen sie mit dem körperlichen Ende ihren bisherigen Aufenthaltsort, der nur Herberge mit beschränkter Aufenthaltsdauer gewesen war. Sie gehen über in eine andere Welt, der wir Lebenden sprachlos gegenüberstehen. Hier warten die Seelen auf eine Möglichkeit, zu reinkarnieren; das heißt, auf einen Körper, in dem sie erneut ihrer universalen Bestimmung nachgehen können.

Nun vollzieht sich jedoch nicht jeder Tod so reibungslos, wie es im Idealfall sein sollte. Langes Siechtum, verlängert durch ärztliches Können sind genauso häufig wie unerwartete Todesfälle durch Unfälle oder Krankheiten. Mit Reiki hast du die Möglichkeit, sehr tiefgreifende Sterbebegleitung zu geben. Ich möchte hier nicht zu weit ausholen, da unter anderem bei Baginski/Sharamon ein sehr schönes Kapitel zum Thema »Reiki und Sterben« zu finden ist.

Worum es mir neben der Anregung, das Leben bewußter zu leben und im Hinblick auf den unausweichlichen Tod intensiver zu nutzen, geht, ist folgender Aspekt: Viele Menschen sterben, ohne ihr Lebenswerk beziehungsweise ihre Aufgabe vollendet zu haben. In anderen Fällen mag es möglicherweise Seelen schwerfallen, sich von Körper und Ort zu lösen, so daß sie gebunden sind und weiter auf der realen Weltbühne verweilen. Und manchen Verstorbenen hätte man vielleicht gewünscht, sie hätten die letzten Wochen ihres Lebens nicht mehr erlebt. In solchen Fällen hast du durch die Techniken des II. Grades diverse Möglichkeiten, die Reiki-Kraft rückwirkend und heilbringend einzusetzen. Einige davon möchte ich kurz andeuten. Besonders schön wäre es, wenn die Anwendungen dabei von einer Gruppe durchgeführt werden könnten. Dadurch käme die erzeugte Energie noch stärker zum Tragen.

Angenommen eine Krankheit, die die Körperfunktionen immer mehr außer Kraft setzte (z. B. Brustkrebs oder Hirn-Tumor), führte zum Tod, so ließe sich unter Verwendung von Fern-Reiki der Körper nachträglich wieder heilen. Würde sich die Seele noch immer in der Welt der Lebenden aufhalten und nicht genügend Energie besitzen, um in die Licht-Welt einzutauchen, so würde ihr der Reiki-Strahl helfen, den nötigen »Schwung« zu bekommen. Eine Bereinigung negativen Karmas würde sich in Fällen anbieten, in denen der Hinterbliebene durch sein Handeln viel Leid und Destruktivität ausgelöst hat. Und wo jemand verstarb, der eine begonnene Arbeit nicht mehr zu Ende führen konnte, wäre das Verschicken von Reiki zur Unterstützung und Beendigung dieser Arbeit sicherlich sinnvoll.

Aber genauso wie die Verstorbenen benötigen auch die Hinterbliebenen in den meisten Fällen viel Unterstützung. Gerade für die nächsten Angehörigen stellt der Tod eines geliebten Menschen oft einen tiefen Einschnitt in ihrem Leben dar. Viele werden zu lebenslang gebrochenen, traurigen Menschen. Sie können das Schicksal nicht überwinden, geschweige denn annehmen. Und dabei stellt der Tod für den Verstorbenen in keiner Weise ein schreckliches Ereignis dar. Oft ganz im Gegenteil. Berichte von zeitweilig schon für tot erklärten Menschen dokumentieren eine ganz andere Welt. Eine Welt voller Licht, Wärme und Harmonie. Also tun wir nicht so, als würde für den Verstorbenen ein Drama anbrechen. Freuen wir uns lieber mit ihm, daß er den Schritt geschafft hat, und nutzen wir gleichzeitig unsere noch verbliebene

Zeit. Denn eines ist ganz gewiß: So schön diese Lichtwelt der freien Seelen auch sein mag, wir können nur zur Persönlichkeitsentfaltung und schließlich zur Erleuchtung gelangen, wenn wir den Körper, den uns das Leben zur Verfügung gestellt hat, auch nutzen.

Zum Abschluß eine kleine Geschichte:

Vor dem Tor der endgültigen Wahrheit steht ein Torhüter, der sehr stark aussieht. Eines Tages kommt zu diesem Torhüter ein Mann und bittet um Durchlaß. Der Torhüter antwortet jedoch, jetzt könne er ihm keinen Eintritt gewähren. Der Mann überlegt daraufhin und fragt, ob er denn später werde eintreten dürfen. »Möglicherweise - jetzt aber nicht«, kommt als Anwort.

Da das Tor wie eh und je offen steht und der Torhüter zur Seite tritt, versucht der Mann, durch das Tor in das Innere zu sehen. Als das der Torhüter bemerkt, lacht er und sagt: »Wenn es dich so lockt, versuche doch, trotz meiner Anwesenheit hindurch zu gehen. Doch bedenke, daß ich sehr mächtig bin. Und ich bin nur der unterste Torhüter. Würdest du hier hindurch gelangen, so weißt du nicht, was dich dahinter erwartet. Sicher ist jedoch, daß noch weitere Tore auftauchen werden. Und vor jedem Tor stehen weitere Torhüter, wobei einer mächtiger ist als der andere. Schon den Anblick des dritten könnte nicht einmal ich mehr ertragen.«

Der Mann bekommt einen Stuhl und darf sich neben das Tor setzen. Dort sitzt er Tage, Monate und Jahre. Er beobachtet das Tor und den Torhüter, der nach wie vor daneben steht. Hin und wieder versucht er, eingelassen zu werden oder wenigstens eine endgültige Antwort zu erhalten. Doch stets erfährt er nur, daß er jetzt noch nicht eintreten könne.

Inzwischen ist der Mann sehr alt geworden. Nun lebt er nicht mehr lange. Und so sammeln sich kurz vor seinem Tod in seinem Kopf alle Erfahrungen der ganzen Zeit zu der einen Frage, die er bisher an den Torhüter noch nicht gestellt hat. Er winkt ihm zu, da er seinen alten Körper kaum noch bewegen kann. Der Torhüter muß sich schon tief zu dem Mann herunterbeugen. »Was willst du denn jetzt noch wissen?« fragt er ihn und ergänzt: »Du bist wirklich unersättlich.«

»Weißt du, alle Menschen, die ich kenne, streben doch nach Glück, Wahrheit und Verwirklichung ihrer Ideale«, spricht der Mann, »nur wie kommt mes, daß in den ganzen Jahren, seit ich hier sitze, niemand außer mir Ein-

laß begehrt hat?«

Der Hüter des Tores erkennt, daß der Mann inzwischen am Ende ist, und um sein vergehendes Gehör noch zu erreichen, brüllt er ihm zu: »Hier konnte niemand sonst Einlaß erhalten, denn dieser Eingang war nur für dich bestimmt. Leider ist deine Zeit jetzt abgelaufen. Darum gehe ich jetzt und schließe das Tor für immer.«

Anhang

In eigener Sache

Wir haben im Norden Deutschlands in der Lüneburger Heide unser Zeit-für-Dich / Reiki-Zentrum neu organisiert. Dafür sind wir auf ein großes Naturgrundstück mit vergrößertem Raum-, Platz- und Übernachtungsangebot umgezogen. Ziel unserer Arbeit ist es, etwas von dem Wissen weiterzugeben, was mit Hilfe von Reiki, Yoga, Meditation, Mentalem Training und Psychotherapie alles möglich ist. Wir möchten zu innerem Wachstum und Selbstverwirklichung beitragen. Hierfür bieten wir neben den Einweihungsseminaren auch Reiki-Fortbildungen sowie Trainings-Kurse an.

Solltest du Lust haben, uns zu besuchen, so würden wir uns darüber sehr freuen. Hier unsere Adresse:

Zeit-für-Dich / Reiki-Zentrum
Gabri und Eckart Warnecke
Alewinstr. 28 (ab 1.1.97 : Halligdorf 1B)
29525 Uelzen
Tel. / Fax: 0581/77994

»Frage nicht, was die Welt braucht. Frage lieber, was dich lebendig macht. Dann gehe hin und tue es. Denn was die Welt braucht, sind Menschen, die lebendig geworden sind.«

(Peter Russell)

Stichwortverzeichnis

Abstrahlen 38
Aggressionen 13, 110
Aktivator 122
Angst 13, 101, 129, 147
Anspannung 101
Ärger 13
Aufgeregtheit 91
Ausstrahlung 92

Bedrohung 91
Bergkristall 114ff., 122ff.
Bestrafung 129
Bewußtsein 30
Bewußtseinsenergie 28f.
Blockade 44, 92, 117ff.
Blockade lösen 18, 117, 124
Buddha 25
Bulimie 131f.

Cho Ku Rei 47ff., 94
Christentum 159

Darmsanierung 133
Deponierung 138f.
Depressionen 101
Deprogrammier-Technik 129f.
Disharmonien 13
Dr. Mikao Usui siehe unter »Meister Usui«

Ego 51
Einstimmung 12, 51f., 126
Einverständnis 42, 45
Einweihungen 12
Energie-Übertragung 12f., 112, 126
Energieball 122f.
Energiefeld 114
Energiefluß 121
Energiestau 120
Energiestrich 132
Energieverstärkung 47
Enge 91
Entspannung 91
Entstörung 92, 93, 95
Entstörung von Wohnräumen 93
Erdstrahlen 70, 74
Erstverschlimmerung 41, 48
Erwartungshaltung 120, 146
Eßstörungen 131f.

Familie 102
Feinde 111
Felder, magnetische 90
Felder, morphogenetische 29
Fern-Heilungs-Symbol 40
Fern-Reiki 35, 38, 40, 47, 104
Fern-Reiki-Symbole 36, 39ff.
Fern-Reiki-Technik 43
Fernbehandlung 37, 42f.
Frieden 46, 112
Frische und Lebenskraft 40
Füße 43

Ganzheit 12
Ganzkörper-Behandlung 45

Gedanken 32, 120
Gedankenkraft 37
Gefühl 46, 96, 102
Gefühlsstörungen 102
Gehirnhälfte 46
Gehorsam 27
Gelassenheit 127
Gemeinschaft 114
Genügsamkeit 16
Glaubenssatz 129f.

Harmonie 12, 44f., 47, 112
Harmonisierung 44
Heilenergie 50
Heilmedium 40
Heilungsarbeit 146
Heilungszeremonie 114
Herz 13, 45
Herzensenergie 28
Hypophyse 13

Imagination 44
Immunsystem 79
Intuition 89

Kälte 91
Karma 111, 144, 147
Karma-Bereinigung 147
Kirche 27, 157
Knochenbrüche 119
Konflikte 60, 86, 102
Konzentrationsfähigkeit 126
Kopfdruck 91
Kopfschmerzen 38
Kraft deiner Gedanken 38
Kraft-Symbol 13, 46f.
Kraftfeld versiegeln 47
Kraftsymbol 13, 48
Kraftübertragungen 13
Kraftverstärkung 131
Kreativität 96, 127
Krebs 75ff., 89
Kriminalitätsrate 110

Lebensenergie 110
Lebensführung 52
Leber 102
Lichtkugel 112
Liebe 148

Macht 27f., 111
Magersucht 131f.
Malachit 29
Mantra 29ff., 39, 121
Meditation 110
Medulla 131f.
Meister Usui 28, 34, 41, 130
Mental-Behandlung 39, 44
Mental-Symbol 46, 104
Mentalarbeit 13, 102
Mentaltechnik 13
Mißhandlungen 120
Mitmenschlichkeit 111
Motivation 51

Nahrungsmittel 49
Narben 120
Neid 13
Neuprogrammierung 132f., 146

Operation 120
Operationsnarbe 145
Ordnung, höhere 28

Partnerschaft 60ff.

Phantasie 146
Phantasiereise 96
Politiker 111
Positionen 43
Prellungen 120
Programmierung 132
Psyche 101
Psychosomatik 45, 102, 131
Psychotherapie 102f.
R.O.I 112f.
Reiki-Dusche 138f.
Reiki-Strahl 42, 92, 102
Reiki-Übertragung 50 95, 105, 123
Reinigung 115
Reinigung von Räumen 44, 48f., 94
Reinkarnationstherapie 145
Ressourcen 141
Rosenquarz 29
Rücken 43

Schicksalsschläge 37, 129
Schilddrüse 13
Schlafproblem 101
Schocksituationen 120
Schutz-Symbol 47, 94
Schwingung 90f.
Schwingungsfrequenz 28
Seele 145
Segenswünsche 118
Sei-He-Ki 46, 94, 104
Sekte 157f.
Selbstbewußtsein 141
Selbstverwirklichung 105
Seminare 35
Sex 64 ff.
Situation, zukünftige 43
Spannungen 102
Spontanheilungen 13
Stille 16, 91
Stimmungsverbesserungen 13
Störung 119, 126
Strahlung 92
Streß 47
Sucht 13, 47, 131
Suggestion 104, 129
Symbol 29ff., 47, 50, 121
Symptome, psychosomatische 46

Tagtraum 91, 99
Techniken der Fernbehandlung 37
Thymusdrüse 13
Tod 160
Traumata 37, 38, 46
Träume 51
Traumhaus 96

Übergewicht 47
Überlandleitung 92
Umwelt 105
Umweltkrise 12
Unterbewußtsein 129f.
Unterordnung 27
Unterwürfigkeit 27
Unzufriedenheit 47

Verantwortlichkeit 28
Verantwortung 27f., 33
Verantwortungsbewußtsein 52
Verdauungsproblem 130
Verstand 96
Vertrauen 127

Vervollkommnung 12, 105
Vision 107
Visualisieren 132

Wasserader 90ff.
Wut 102

Zirbeldrüse 13
Zufriedenheit 148
Zukunft 37, 95, 111
Zukünftiges Ereignis 38
Zukunftsbild 99, 105

Literaturverzeichnis

Adler, Alfred:	Der Sinn des Lebens, Frankfurt 1981
Baginski/Sharamon:	Reiki - Universale Lebensenergie, Essen 1994
Barnett/Chambers:	Reiki – Energy Medicine, Rochester 1996
Bhagwan Shree Rajneesh:	Das Ultimatum, Köln 1988
Dalai Lama:	Logik der Liebe, München 1992
Distel/Wellmann:	Das Herz des Reiki München 1995
Freud, Sigmund:	Psychoanalyse - Das Unbehagen in der Kultur, Frankfurt 1979
Gawain, Shakti:	ImGarten der Seele, München 1991
Geshe Kelsang Gyatso:	Einführung in den Buddhismus Zürich 1995
Hamer, Dr. Ryke Geerd:	Krebs - Krankheit der Seele, Köln 1991
Kersten, Holger:	Jesus lebte in Indien, München 1993
Kopp, Sheldon B.:	Triffst du Buddha unterwegs ... , Hamburg 1980
Lübeck, Walter:	Reiki - Der Weg des Herzens, Aitrang 1993
Lütge, Lothar-Rüdiger:	Kundalini, Freiburg 1989
Milner, Kathleen:	Reiki & Other Rays of Touch Hea ling Mesa 1995
Müller/Günther:	Reiki - Heile dich selbst München 1994
Olbricht, Ingrid:	Alles psychisch? München 1993

Rand, William L. :	Reiki - The Healing Touch, Southfield 1991
Russell, Peter:	Die erwachende Erde, München 1987
Sommer, Doris:	Das Reiki-Lexikon, München 1996
Sun Bear/Wabun Wind:	Das Medizinrad Praxisbuch, München 1993
Vaughan, Frances:	Heilung aus dem Inneren, Hamburg 1993
Warnecke, E. & G. :	Reiki in der Schwangerschaft, München 1995